치매
희망 있습니다

치매, 희망 있습니다

초판 1쇄 발행 2014년 12월 10일
초판 8쇄 발행 2021년 3월 22일

지은이 라정찬

펴낸이 김찬희
펴낸곳 끌리는책

출판등록 신고번호 제25100 -2011-000073호
주소 서울시 구로구 연동로11길 9, 202호
전화 영업부 (02)335 -6936 편집부 (02)2060 -5821
팩스 (02)335-0550
이메일 happybookpub@gmail.com

ISBN 978-89-90856-62-3 03510
값 13,000원

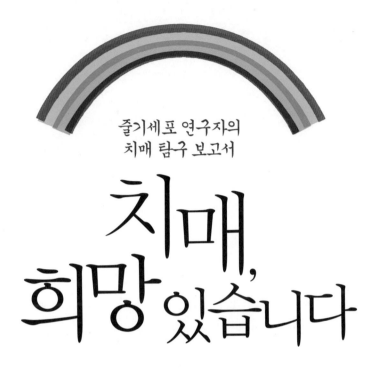

줄기세포 연구자의
치매 탐구 보고서

치매,
희망 있습니다

라정찬 지음

끌리는책

나는 원고를 받고 그날 밤 침실에 들어가기까지 단숨에 전체를 독파했다. 이 책에는 현대를 살아가는 우리에게 필요한 건강 상식을 주는 유익한 지식과 지혜를 주는 보화가 담겨 있다. 이 책의 저자는 과거를 회상하면서 뼈를 깎는 심정으로 전문 과학자로서 치매에 대한 깊이 있는 연구를 간결하고 편이한 문체로 써내려갔다. 이 책은 사랑하는 아내와 두 딸에게 보내는 편지글을 묶은 것이다. 문장 한 줄 한 줄에는 가족에 대한 사랑과 치매 환자 그리고 치매를 두려워하는 사람들에 대한 애정이 가득 녹아 있다.

국내 치매 환자들은 현재 약 54만여 명으로 추정되고 있다. 치매는 아직 불치병으로 인식되어 있어 일단 발병하면 환자 본인은 물론 가족들까지 절망의 시간을 보내게 된다. 저자는 성체줄기세포 연구 전문가로서 누구나 쉽게 이해하고 실천할 수 있는 치매 예방법과 치료법을 제시하고 있다. 치매에 대한 상식이 절실하게 필요하지만 쉽게 찾아보고 배울 곳이 없고, 환자 곁을 떠날 수도 없는 치매 환자들의 가족에게는 매우 훌륭한 지침서가 될 것이다.

저자는 육신의 감옥에 갇혀 자유를 잃어버린 상태에서 그곳을 수도원으로 여기고 자신은 수도사로서 믿음, 소망, 사랑의 사람으로 다시 태어나, 생각의 자유를 빼앗긴 정신의 감옥에 갇혀 있는 치매 환자의 기억의 미래에 성체줄기세포로 희망을 불어넣어주고 있다.

저자는 2007년 대한민국 기술대상, 2009년 대한민국 신기술 으뜸상 대상, 2009년 장영실 한국 과학기술대상을 수상했고, 2011년 한국기독교학술상을 받았으며, 2011년에는 노벨의학상 최종심사위원들의 공감까지 받았던 한국 과학계에 혜성같이 나타난 자랑스런 과학자다. 그가 옥중에서 라팔복이라는 새사람으로 태어나 50세 인생을 기점으로 '심령이 가난한 자, 애통하는 자, 온유한 자, 의에 주리고 목마른 자, 긍휼히 여기는 자, 마음이 청결한 자, 화평케 하는 자, 의를 위하여 핍박을 받는' 천국시민의 대헌장Magna Carta의 사도로 변신하였다.

이 책은 깊은 연구에서 나온 주옥같은 지식과 진심으로 써내려간 강한 생명력으로 독자의 피부에 파고드는 체감도가 회자膾炙될 만하다.

일독을 권한다.

이종윤(한국기독교학술원 원장, 서울교회 원로목사)

감사의 글

이 책을 집필할 수 있도록 사랑의 빛, 희망의 빛, 소망의 빛을 밝게 비추어주신 주님께 감사드립니다.

지난 1년은 감사의 눈물을 많이 흘린 한 해였습니다.

영적 치매를 눈물의 기도로 치료하게 되어 감사하고 땀 흘려서 노력하여 20년 전 체형으로 돌아가서 감사하며, 예수님의 피로 죄 사함을 받고 진정한 예수쟁이가 되어 감사합니다.

예수님께서 제 안에 계시고 제가 예수님 안에 있어서 감사합니다.

절망의 어두움과 두려움을 이겨내고 치매에 대한 탐구와 치매로 고생하는 분들의 아픔을 함께 할 수 있는 마음을 가질 수 있게 해준 가족의 기도와 격려에 감사합니다.

말로 형용할 수 없을 만큼 큰 고통과 아픔을 안겨준 남편을 사랑과 용서로 온 정성을 다해 옥바라지 해준 사랑하는 아내 권순미 집사에게 감사합니다.

아버지를 믿어주고 존경하며 집필에도 함께 참여해준 두 딸 라기원, 라기혜에게 고맙습니다.

참으로 눈물이 많아졌습니다. 편지를 쓰면서 참 많이 울었습니다.

감사의 눈물이 끊임없이 흘렀습니다.

사랑하는 후배 김주선의 도움으로 감사의 눈물을 흘리면서 편지를 쓸 수 있었고 한 권의 책으로 세상에 나올 수 있었습니다.

치매 정복을 위한 줄기세포 연구에 다시 열정을 품게 된 것은 많은 분들의 기도와 격려 덕분입니다.

고명진 목사님, 김영진 목사님, 김장환 목사님, 김학원 목사님, 엄기호 목사님, 이종윤 목사님, 조용기 목사님, 고故 한기만 목사님께 감사드립니다.

이종윤 목사님께서 선물하신 《우리의 삶과 함께 하는 기독교강요》를 읽으면서 영적 치매가 치료되었습니다. 항상 함께 하나님의 일을 하도록 본을 보이고 기도해주시는 이홍순 장로님께 감사드립니다.

제가 생명 편지를 쓰는 동안 편안한 환경과 따듯한 마음으로 도와주신 서울남부구치소에서 근무하시는 분들께 감사드립니다.

제 편지가 책으로 탄생할 때까지 자료조사와 교정작업에 참여해준 분들께 감사드립니다.

강성근 님, 김도정 님, 변대중 님, 신일섭 님, 이홍기 님에게 고마움을 전하며, 박기열 님, 박영욱 님께도 감사의 말씀을 드립니다. 저와 함께 마지막 교정을 흔쾌히 맡아주신 류원기 회장님께 감사드립니다.

독자의 눈높이로 정성을 다해 제 원고를 읽어주시고 이렇게 책으로 나오게 해준 출판사 여러분에게도 감사드립니다.

끝으로 이 책을 읽고 치매를 물리칠 수 있다는 희망을 품을 분들과 예수님을 믿고 기도하면 영적 치매를 치료할 수 있음을 깨달아 변화할 분들께 감사드립니다.

모든 분들께 감사드립니다.

팔복八福 라정찬

치매를 넘어서 기억의 미래로

첫 눈이 기다려집니다.

눈은 우리의 마음을 설레게 하고 깨끗하게 합니다.

감옥에서 반 년을 지냈습니다. 바깥에서 바쁘게 살 때는 순식간에 지나가는 시간이었지만 그곳에서의 6개월은 마치 몇 년이 지난 것처럼 느껴졌습니다.

그곳의 하루는 제게는 일주일 같았습니다. 기도와 성경 통독 그리고 묵상하는 시간이 열 배는 늘었습니다. 규칙적으로 운동을 했고, 식사도 제시간에 했습니다. 아침 식사를 거르지 않게 되었고, 술과 담배는 구경조차 못했습니다.

많이 울었고, 많이 기도했으며, 많이 회개했습니다. 저 자신이 얼마나 보잘것없는 존재인지도 깨달았습니다. 이렇게 죄 많은 사람을 사랑하시고 구원해주신 하나님의 사랑에 감사하게 되었고 기쁨이 넘치게 되었습니다.

감옥을 수도원으로 여길 수 있게 되었고, 수감자가 아닌 수도사의 마음을 갖게 되었습니다.

우리는 저마다 소망을 가지고 살아갑니다. 저도 소망이 있습니다.

내 가정을 주님의 거룩한 성전으로 만들고 싶습니다. 그리고 줄기세포를 활용한 난치병 정복에 기여할 수 있도록 매진하고자 합니다.

감사하게도 이런 저의 바람을 차분히 준비할 수 있는 마음의 여유가 생겼습니다. 여러 서적과 논문 등을 통해 탐구할 수 있는 시간도 마련되었습니다. 이는 우연이 아닌 예정된 것이라는 생각이 듭니다.

성경을 통독하면서 모세와 여호수아에 대하여 주목하게 되었습니다. 특히 모세의 일생을 접하면서 노년의 인생과 온전한 정신의 중요성을 새삼 깨닫게 되었습니다.

만 50년의 인생을 살아왔습니다. 앞으로는 모세의 인생을 따라 살고 싶습니다. 120세까지 온전한 기억력으로 가족과 지인들과 즐거운 대화를 나눌 수 있고 아내와 손잡고 산책을 즐길 수 있는 인생, 이웃에게 좋은 일을 할 수 있는 인생으로 만들고 싶습니다. 저뿐 아니라 더 많은 분들에게 이런 소망을 드리고 싶습니다.

치매의 예방과 치료를 위해 수많은 의료기술과 약품이 개발되고 있습니다. 저의 탐구를 통한 중간 결론은 우리 스스로에게 기억의 미래(치매 안 걸리고 기억이 온전한 뇌의 미래, 기억이 되살아나고 좋아지는 미래를 의미합니다)가 있다는 것입니다.

우리의 생각과 행동이 치매를 불러올 수도 있고 멀리할 수도 있습니다.

우리의 선택이 치매를 악화시킬 수도 있고 치료할 수도 있습니다.

우리의 몸은 소우주입니다. 신비롭고도 대단합니다.

우리의 몸은 60조 개의 세포로 구성되어 있고, 우리의 뇌는 1000억 개의 뇌세포가 활동하고 있습니다. 세포들은 상호작용을 하면서 항상성을 유지하기 위해 수많은 대화를 주고받습니다.

어느 순간, 우리의 잘못된 생각, 행동, 선택이 역치(한계)를 넘어서는 순간, 항상성이 깨지게 되고 되돌릴 수 없는 지경으로 악화될 수 있습니다. 치매는 그런 상황에 찾아오는 병입니다. 치매는 생각의 자유를 빼앗습니다. 즉 우리를 정신의 감옥에 가두는 것입니다.

육체의 감옥은 저에게서 행동의 자유를 빼앗았습니다. 이 또한 잘못된 생각, 행동, 선택의 결과입니다. 이곳에 있으면서 생각의 자유가 사라지는 정신의 감옥과 행동의 자유가 없는 육체의 감옥이 비슷하다는 생각을 했습니다.

그렇지만 소망이 있습니다.

치매의 감옥에, 육체의 감옥에 갇혔더라도 희망이 있습니다. 기억의 미래에 희망을 가져야 합니다. 치매를 넘어서 기억의 미래에 희망을 주는 것이 기도와 줄기세포입니다. 육체는 감옥에 있으나 제게 새 인생의 희망을 주는 분이 하나님입니다. 기쁘고도 좋은 만남입니다.

감옥에서 새 생명을 찾은 비법이 있습니다.

"항상 기뻐하라, 쉬지 말고 기도하라, 범사에 감사하라."

이제 집으로 돌아왔습니다.

2014년 10월 10일 아침에는 설악산 대청봉에 올라 일출을 보았습니다. 30년 전인 1984년, 대학교 3학년 여름에 대청봉에 올랐던 기억이 생생합니다.

앞으로 30년 후, 다시 온전한 정신과 건강한 몸으로 설악산 대청봉에 오를 수 있도록 줄기세포 연구와 성화의 길을 기쁘게 걸어갈 수 있도록 주님께 기도합니다.

2014년 겨울의 입구에서

1장 육체의 감옥에서 치매 극복의 희망을 찾았습니다

2장 세포, 신경세포, 줄기세포 그리고 소망

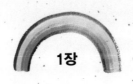

1장

•

육체의 감옥에서
치매 극복의 희망을 찾았습니다

진정으로 치매 환자의 고통을 함께하며 탐구했습니다

"여호와는 나의 목자시니 내게 부족함이 없으리로다 그가 나를 푸른 풀밭에 누이시며 쉴만한 물가로 인도하시는도다. 내 영혼을 소생시키시고 자기 이름을 위하여 의의 길로 인도하시는도다. 내가 사망의 음침한 골짜기로 다닐지라도 해를 두려워하지 않을 것은 주께서 나와 함께 하심이라."

사랑하는 당신에게

새벽기도를 마치고 목욕으로 몸과 마음을 정결하게 하고 당신에게 편지를 쓸 수 있어서 얼마나 감사한지 모릅니다. 오늘부터는 그동안 열심히 탐구한 치매와 줄기세포에 대한 정보와 저의 생각을 쓰려고 합니다. 단순히 안부를 전하는 편지가 아니라 제 생각을 전하고 저의 연구를 알리는 기회가 될 것이라 생각하니 한없이 설렙니다.

이종윤 목사님이 면회 오셔서 외우라고 권하신 성경 구절, 시편

23편 '여호와는 나의 목자시니~'로 시작하는 다윗의 시는 읽을 때마다 내 영혼이 맑게 씻겨나가는 듯한 느낌을 갖습니다.

2005년부터 성체줄기세포의 가능성에 확신을 가지고 뛰어들었습니다. 많은 공동 연구자들의 도움으로 성체줄기세포 중에서도 지방유래 줄기세포에 대해 집중하였습니다. 특히 자가지방유래 줄기세포의 정맥 내 투여를 통한 인간의 건강수명 연장과 난치병 치료를 시도했습니다.

국소투여, 즉 근육 내 투여로 버거씨병을 치료하고 관절강 내 투여로 퇴행성관절염을 치료할 수 있게 되었지만, 자가지방유래 줄기세포 배양을 통한 정맥 내 투여요법은 분명 우리 세대가 머지않아 누리게 될 건강을 위한 축복이 될 것이라고 확신합니다.

하지만 아직까지 안전성이나 효과에 대한 부정적인 의견을 가진 연구자나 의사들이 많은 것이 사실입니다. 그분들도 함께 참여하여 직접 확인하게 되면 지지와 성원을 보낼 것이라 믿고 있습니다.

100세 수명 시대라고 합니다. 갓 오십을 넘긴 우리도 살아가야 할 날들이 아직 많이 남아 있습니다. 장수 시대에 무엇보다 중요한 것은 죽을 때까지 건강을 유지하는 것입니다. 자식들이나 주변 사람들을 힘들게 하면서 오래 산다는 것은 어쩌면 우리 모두에게 두려움과 공포가 될 수도 있습니다. 그래서 특히 치매에 대해 관심을 가지게 된 것 같습니다.

치매 중에서도 가장 많은 사람들이 걸리는 알츠하이머 치매에 대해 깊은 관심을 가지게 된 것과 한국뇌연구원 서유헌 원장님과 줄기세포를 이용한 알츠하이머 치매 예방 및 치료 가능성에 대해 함께 연구하게 된 과정은 참으로 우연 같은 예비된 것이었습니다.

2008년 저는 지방줄기세포를 배양하여 정맥 내 투여를 받았습니다. 우리나라에서는 첫 시도였습니다. 주변의 모든 분들이 반대했습니다. 당신도 미리 알았다면 기를 쓰고 저를 말렸을 것입니다. 물론 직접 정맥 내 투여를 받기 전에 일부 환자를 대상으로 지방줄기세포를 정맥 내 투여한 다른 나라의 논문을 읽었고, 동물에게 투여한 사례가 있는 논문도 확인했습니다. 서울대학교 수의대 서강문 교수님에게 부탁해서 개를 대상으로 정맥 내 투여를 통한 급성 안전성도 확인했습니다. 그럼에도 불구하고 저를 아끼는 주변 사람들이 모두 반대했었습니다. 줄기세포가 폐에 걸릴 수 있고, 피의 흐름을 막아 부작용을 일으킬지도 모른다는 것이 그 이유였습니다.

솔직히 저도 걱정이 전혀 없었던 것은 아니었습니다. 하지만 이제는 전 세계적으로 우리의 기술로 배양된 자가지방줄기세포를 정맥 내로 투여받은 사람이 8천 명이 넘고 횟수로도 10만 회를 넘어섰습니다. 저를 포함해서 줄기세포를 투여받은 지 3년 이상 경과된 사람들이 2천 명 이상이 되니, 다른 의료기술에 비교해서도 안전성을 걱정할 필요는 없다고 생각합니다.

2008년부터 제 몸으로 직접 안전성을 체험한 후 식약청 승인을 받아 척수손상 환자들을 대상으로 한 정맥 내 투여 안전성 시험도 실시하여 안전성을 확인하고 논문을 〈Stem cell and development〉 저널에 발표했습니다.

줄기세포 연구를 하면서 '노령화 시대에 우리가 가장 경계해야 하고 정복해야 될 질병이 과연 무엇일까?'에 대해 관심을 기울였습니다. 그러면서 우리의 줄기세포 기술로 '치매'를 정복할 수 있겠다는 가능성을 보았고 구체적인 연구계획도 구상했습니다. 그때부터 치매 관련 서적과 자료를 조사하고 논문도 읽으면서 인간의 지방조직 속에 있는 줄기세포는 하나님이 인간의 100세 수명 시대의 건강을 위해 숨겨둔 보물이라는 확신을 가질 수 있었습니다.

치매에 대하여 집중해서 줄기세포를 연구하기 시작하면서 처음으로 읽은 책이 데이비드 스노든 박사의《우아한 노년 _Aging with Grace_》이라는 책입니다.

1986년 시작한 스노든 박사의 알츠하이머병에 관한 역학적인 연구는 75세에서 106세에 이르는 678명의 수녀들이 자신들의 진료기록과 개인 내력을 연구에 사용하도록 허락하고, 뇌 부검에도 동의하면서 가능하게 되었다고 합니다. 수녀들의 결정은 연구자나 환자들에게 매우 소중한 가치를 제공해주었다고 할 수 있습니다.

《우아한 노년》을 읽으면서 건강 수명의 중요성을 더욱 절실히 인식했습니다. 공동체 활동과 신앙생활, 영양과 운동 등 치매와 뇌 건강에 대해 꼭 알고 실천해야 될 사항들도 점검해보는 계기가 되었습니다. 치매에 대해 줄기세포 적용을 꼭 이루어야겠다고 다짐하기도 했습니다.

그래서 우리의 줄기세포 기술을 우선 알츠하이머병 치매에 적용하기로 마음먹고 함께 연구할 사람을 알아보던 중에 만나게 된 분이 서유헌 박사님입니다. 사전 조사가 있었던 것은 아닙니다. 무작정 서울대학교 의과대학의 전문가를 검색하였고, 그때 연결된 분이 당시 의과대학에서 교수로 재직하던 서유헌 박사님이었습니다. 서 박사님이 세계적인 뇌 연구자인 것을 알게 된 것은 그로부터 시간이 꽤 지난 후였습니다. 서 교수님은 감사하게도 첫 번째 통화에서 공동연구를 허락했습니다. 그때가 2009년이었습니다. 그런데 서유헌 박사님도 당시에는 줄기세포의 정맥 내 투여가 알츠하이머병 치매에 효과가 있으리라고는 믿지 않았다고 합니다. 그래서 우선 대학원생에게 예비실험을 시켰는데 예상과는 달리 치매 모델 쥐에서 효과가 있는 것을 확인하고는 적극적으로 연구를 주도하게 되었다고 합니다.

서유헌 박사님 덕분에 몸속에 있는 자신의 줄기세포를 배양하여 정맥 내로 반복 투여해 알츠하이머병 치매를 극복할 가능성이 있다는 사실을 확인할 수 있었습니다. 그리고 지속적으로 기존의 우수한 치매 연구 결과와 접목한 줄기세포 치료를 병행한다면 우리 세대에 치매의 공포에서 탈출할 수 있을 것이라는 믿음이 생겼습니다.

알츠하이머병 치매 환자를 대상으로 한 정식 임상시험으로 하루 빨리 실용화를 해야 합니다. 또한 자가줄기세포의 특성상 안전이 검증된 환경과 방법으로 배양된 환자 자신의 줄기세포는 전문의의 판단과 환자의 선택에 따라 치매와 같은 난치병에는 적용할 수 있어야 합니다.

알츠하이머병 치매와 같이 특별한 치료제가 없는 난치병의 경우는 환자 본인은 물론 가족 및 사회를 위해서라도 자신의 줄기세포를 활용한 임상 적용을 하루속히 가능하게 해야 합니다. 이 경우 윤리적 측면에서도 아무 문제가 없다고 생각합니다.

《우아한 노년》의 본문에 이런 글이 있습니다.

'우리는 나이가 들어서도 생각하고 기억하며 자신의 생각을 표현하고 새 소설이나 신문을 읽을 수 있는 능력을 유지하기를 원한다. 가능하면 다른 사람에게 폐를 끼치지 않고 여기저기 다닐 수 있고 혼자서 옷을 갈아입고 식사도 자기 손으로 하며 화장실에도 혼자 다닐 수 있었으면 한다. 또한 만성 질환으로 고통받지 않기를 소망하며 내가 사랑하는 사람들, 그리고 나를 사랑하는 사람들과 더불어 살 수 있기를 원한다.'

병으로 고통에 시달리면서도 단순히 생명의 연장만을 원하는 사람이 얼마나 될까요? 저는 거의 없다고 생각합니다.

치매로 고통받는 분들을 떠올려 보았습니다. 그리고 '치매는 정신의 감옥이지 않을까?'라고 생각하게 되었습니다. 자유롭게 생각하지 못하고, 정신의 자유를 빼앗긴 것이나 마찬가지니까요. 치매에 대해 좀 더 구체적으로 공부할 이유가 생겼습니다. 그러면서 치매 관련 전문서적은 물론 뇌 관련 서적과 논문도 많이 찾아서 읽었습니다. 되도록 많은 사람들이 정신의 감옥에 갇히지 않도록 도와야겠다고 생각했습니다. 생각이 자유롭지 못한 정신의 감옥 치매와 육체의 감옥이 비슷하다는 생각이 듭니다. 그렇다면 혹시 탈출 방법, 극복 방법도 비슷하지 않을까 생각합니다.

그래서 여러 가지 자료와 서적은 물론 끊임없는 기도를 통해서도 치매 탈출 방법을 탐구하고 있습니다.

앞으로 자세하게 탐구 내용을 보내겠지만, 머릿속에 떠오르는 키워드가 겸손, 지혜, 용기, 연단, 믿음, 소망, 사랑, 절제, 기도, 회개, 감사입니다.

지금 육체의 감옥에 갇힌 제 현실로 인해 치매에 대한 고통과 아픔을 진지하게 접근할 수 있음에 감사를 느낍니다.

육체가 자유롭지 못한 상황에서 맑은 정신으로 치매에 대한 탐구를 할 수 있고, 치매 연구를 통해 당신과 저 그리고 많은 분들이 치매를 예방하고 치매의 고통에서 벗어날 수 있도록 하는 데 도움을 줄 수 있다고 생각하니 기쁨으로 마음이 설렙니다.

육체와 영혼이 모두 건강해야 이 세상에서 선한 일을 함께 할 수 있을 것입니다. 앞으로 편지를 쓸 때마다 작은 실천 요령을 전할 것입니다. 제가 보내는 내용을 꼼꼼히 읽고 꼭 행동으로 옮겨주기 바랍니다.

- 매일 사과, 토마토 꼭 먹기.
- 하루 3킬로미터 이상 걷거나 뛰기(하루도 거르지 않도록).
- 종합영양제(비타민 B_{12}, 엽산이 포함되었는지 확인할 것)를 하루 한 알 꼭 먹기.
- 김치와 청국장 즐겨 먹기.
- 무엇보다 항상 감사하면서 겸손하게 쉬지 말고 기도하는 마음을 잊지 마세요!

돌이켜보면 서운하고 억울한 일이 참 많습니다. 하지만 용서해야 합니다. 노자의 말 중에 "누가 너에게 해악을 끼칠지라도 앙갚음을 하려들지 말라. 강가에 앉아서 그의 주검이 떠내려가기를 기다려라"라는 구절이 있습니다. 그런데 이것은 진정한 용서가 아닙니다. 어느 책에선가는 '진정한 용서는 자기의 원수를 구해주는 것'이라는 글을 읽은 기억이 있습니다. '용서가 참으로 어려운 일이구나' 하고 느낄 수도 있는 글이지요. 하지만 우리는 이미 자기 원수를 어떻게 구해주어야 하는지 깨닫고 있는지도 모릅니다.

일본의 대표적 경영자 마쓰시타 고노스케는 "감옥과 수도원의 차이는 불평을 하느냐 감사를 하느냐에 달려 있다"라고 말했습니다.

치매의 걱정과 고통에서 탈출하는 소망도, 육체의 감옥에서 석방되는 소망도 잘못을 반성하고 완전히 변화된 생활을 통해 겸손하게 감사하면서 즐겁게 살아야 이룰 수 있습니다.

다음부터는 내가 탐구한 치매 이야기를 주제별로 하나씩 정리해서 보낼 테니 아이들도 함께 읽었으면 합니다.

치매의 씨는 20대부터 우리의 생활습관에서 비롯된 것일 수 있습니다. 젊었다고 자만하지 말고, 치매를 남의 일이라고만 여기지 말고 우리 가족부터 생활습관을 제대로 바꿔보면 좋겠습니다.

재미있는 유머 한 가지 보냅니다.

어떤 사람이 의사에게 진찰을 받으러 갔대요. 그가 의사에게 말했지요.

"선생님, 까마귀 고기를 먹은 것도 아닌데 자꾸 깜박깜박 잊어버려요."

의사가 물었어요.

"아, 그래요? 언제부터 그랬지요?"

그러자 환자는 얼떨떨한 표정으로 이렇게 되묻더랍니다.

"언제부터라뇨? ……, 뭐가요?"

소리 내서 크게 웃어요.

아이들과 함께 대화를 많이 나누길 바랍니다. 잠들기 전에 꼭 기도하고 마음의 평안을 얻은 후 잠들기 바랍니다. 잠을 잘 자야 치매도 막을 수 있습니다.

사람이 기계보다 강한 이유는 바로 꿈을 꿀 수 있기 때문입니다. 제가 이 글을 끝까지 잘 쓸 수 있도록 기도해줘요.

그리고 치매를 이길 수 있도록, 이곳에서 느낀 절망을 현명하게 이길 수 있도록 함께 외칩시다.

"나는 이길 것이다." 천 번 되풀이합니다. "나는 이길 것이다. 나는 이길 것이다……."

다음 편지에는 '인내와 운동'에 대해서 보내겠습니다.

사랑합니다.

우리들 가운데 단순히 생명의 연장만을 원하는 사람이 얼마나 될까요?

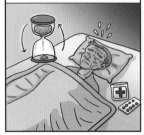

노령화 시대에 우리가 가장 경계해야 되고 정복해야 될 질병이 과연 무엇일까요?

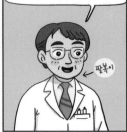

팔복이

치매로 고통받는 분들을 보면서 '치매는 정신의 감옥이지 않을까?' 라고 생각했습니다.

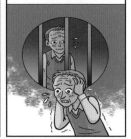

줄기세포 연구를 하면서 '치매'를 우리의 줄기세포 기술로 정복할 수 있겠다는 가능성을 보았고 구체적인 연구계획을 구상했습니다.

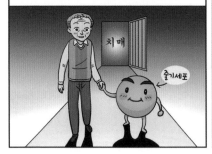

치매

줄기세포

치매와 같이 특별한 치료제가 없는 난치병의 경우는 환자 본인은 물론 가족 및 사회를 위해서라도 자신의 줄기세포를 활용한 실험적 적용이 하루속히 이루어져야 합니다.

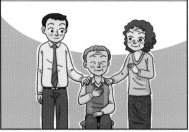

안전이 검증된 환경과 방법으로 배양한 환자 자신의 줄기세포를 전문의의 판단과 환자 본인의 선택에 의해 투여한다면 윤리적 측면에서도 아무 문제가 없다고 생각합니다.

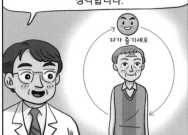

자가 줄기세포

우리 자신의 지방조직 속에 있는 줄기세포는 하나님께서 우리 인간의 100세 건강 시대를 위해 숨겨두신 보물이라는 확신을 가집니다.

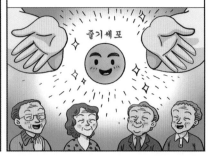

줄기세포

치매 기본 대비책,
끊임없이 규칙적인 운동을 꼭 하십시오

"마음이 지혜로운 자는 명철하다 일컬음을 받고 입이 선한 자는 남의 학식을 더하게 하느니라. … 지혜로운 자의 마음은 그의 입을 슬기롭게 하고 또 그의 입술에 지식을 더하느니라."

보고 싶은 당신에게

오늘은 주일입니다.

멀리 보이는 교회 십자가를 바라보며 마음속으로 찬송을 하고 기도했습니다.

모든 사람과 모든 일에 감사한 마음으로 함께하며 주님께 내 모든 것을 드리고 의지하니 두려움이 없어지고 용기가 생겼습니다.

'습관', 그중에서도 '좋은 습관'을 만들려면 '인내'가 꼭 필요합니다. 지금까지 살아오면서 만들어진 잘못된 습관을 경건하고 올바른 습관으로 고쳐야 합니다. 그런데 인간의 육체는 경건하고 올바른 습관을 불편해하고 때로는 거부하기도 합니다. 그래서 잘못된 습관은 고치기 힘들고, 경건하고 올바른 습관을 만들기까지 오랜 시간이 필요합니다. 치매는 그런 시간 동안의 잘못된 습관으로 생길 수 있는 병이라고도 합니다.

보건복지부가 발표한 자료에 따르면, 2012년 현재 65세 이상 노인 열 명 중 한 명이 치매를 앓고 있는 것으로 조사되었다고 합니다. 이러한 추세라면 2025년 경에는 치매 환자 100만 명 시대에 진입하게 됩니다. 그때는 우리도 노인이 될 텐데 생각만 해도 끔찍한 일입니다.

미국에서는 75세에서 84세 사이의 노인 다섯 명 가운데 한 명이 알츠하이머병 치매를 앓고 있고, 85세가 넘어가면 거의 절반이 그렇게 되고 있습니다.

우리가 살면서 평생 동안 또렷한 기억력과 정신을 유지할 수 있는 것이 얼마나 큰 축복일까요?

우리는 줄기세포를 배양해서 보관해놓았으니 걱정을 덜해도 될 것입니다. 우리가 혹시 치매 진단을 받게 되는 날이 오더라도 그때쯤이면 연구는 지금보다 훨씬 더 많이 진행되어 있을 것이고, 우리의 뇌세포를 재생시킬 수 있을 것이기 때문입니다. 아빠의 영향으로 생명공학자의 길에 들어선 둘째 기혜에게도 치매에 관심을 갖고 공부하라고 전해주세요. 이곳에서 나가면 지금보다 훨씬 더 줄기세포 연구를 열심히 할 계획입니다. 그 연구팀에 기혜도 참여하면 좋을 것 같습니다. 치매 정복에 기여할 수 있다면 이 세상에서 빛과 소금의 역할을 하는 것이겠지요.

우리가 상식으로 알고 있듯이 치매의 시작은 가끔 깜박하는 데서 알 수 있습니다. 기억력에 문제가 생기고 시간이 지나면서 기억해낼 수 있는 일들이 확연하게 줄어듭니다. 이로 인해 우리가 소중히 여기던 것을 모두 잃게 될 수 있지요. 우리가 처음 만났던 수원 남문의 커피숍, 수원의 서울대학교 농대 뒤편의 포도밭, 우리가 함께 갔었던 속리산과 마니산, 그리고 성지순례, 우리 아이들과 함께 놀러 갔었던 용주사, 융건릉, 노송지대 등등.

맞벌이 하느라 첫째 기원이를 네 살 때 유치원에 보냈는데 얼마나 안타까웠는지, 그럼에도 얼마나 사랑스럽고 귀여웠던지. 기혜의 고등학교 졸업식에 가서 사진 찍고 축하해주던 기억을 잃는다면 우리는 얼마나 힘들어질까요? 그리고 가족에게는 얼마나 무거운 짐을 지우게 될까요?

우리는 치매에 걸리지 않도록 노력해야 합니다. 만일 치매에 걸리는 불상사가 생기더라도 마지막까지 우아하고 고귀하게 살 수 있도록 미리 준비해야 합니다.

치매를 유전병으로 생각하는 분들이 많습니다. 물론 유전적인 요인이 없다고는 할 수 없겠지요. 하지만 노년기에 나타나는 치매는 주로 후천적인 요인에 의해 발생합니다. 일종의 생활습관 병으로도 볼 수 있습니다. 그러니까 지금부터라도 잘못된 생활습관을 바로잡아야 하며 인내를 가지고 끈기 있게 쉬지 말고 좋은 습관으로 만들어야 합니다.

술, 담배, 잘못된 식습관, 비만, 게으름, 당뇨, 고혈압, 운동부족, 스트레스, 복잡한 인간관계, 정신없이 바쁘기만 한 정신상태, 영혼의 정화 없는 육체의 욕구에만 따르는 생활에서 벗어나야 합니다.

오늘은 운동이 치매 예방과 개선에 좋은 점과 인내심을 가지고 쉬지 않고 규칙적으로 꾸준히 해야 된다는 사실을 강조하고자 합니다.

39세의 한경혜 씨. 그녀는 임신 8개월 만에 미숙아로 태어났습니다. 체중이 1.6Kg밖에 안 되었답니다. 운동 및 언어 장애가 심했고 뇌성마비 진단을 받았습니다. 하지만 어려운 가정형편 때문에 재활치료도 받을 수 없었지요. 일곱 살 무렵에는 증세가 악화되어 생사의 기로에 선 적도 있다고 합니다. 그러다가 해인사에 가서 성철스님을 만난 후 천 배를 하기 시작했지요. 하루도 쉬지 않고 매일 천 번씩 절을 했습니다. 인내를 가지고 꾸준히 하다 보니 습관이 되었습니다. 그랬더니 균형 감각이 회복되고 얼굴 근육이 부드러워졌으며 중2 때부터는 성적도 오르기 시작하고 건강도 좋아졌답니다. 유산소 운동을 한 것이지요. 심장박동수도 좋아졌습니다. 뇌로 가는 혈액 공급이 늘어나면서 뇌에서 새로운 혈관과 뇌세포가 만들어졌을 수 있습니다. 그녀는 독학으로 두 달 만에 대입검정고시에 합격했으며 이제는 화가의 꿈도 이루어서 '이제 내가 사람답게 살고 있구나' 하는 생각이 든답니다. 인내와 끈기로 매일 실행한 천 번씩의 절이 그녀의 인생을 바꿔놓은 것입니다.

많은 책을 읽고 직접 체험해보니 걷기와 달리기가 참 좋습니다. 이곳에서는 하루 30분 운동시간이 있는데 매일 날씨에 관계없이 달리기를 하고 있어요. 작은 운동장을 80~100바퀴를 도는데 3~4킬로미터를 달리는 것 같습니다. 달리기를 하면 땀이 흐르고 기분이 좋아져요. 조금 빠른 속도로 걷는 사람들도 있습니다. 방에서는 팔굽혀펴기를 매일 50회 정도를 하고 담요를 깔아놓고(아래층에 민폐를 끼치지 않기 위해) 제자리 뛰기나 걷기를 30분 정도 합니다. 관절운동과 유연성 운동도 국민체조 하듯이 합니다. 이렇게 한 지 100일이 지나니까 체중도 줄고 기억력과 집중력도 좋아졌습니다. 밖에 있을 때는 엄두도 못냈던 분량의 글을 30여 분 만에 외울 수 있게 되었습니다. 체형, 체력, 몸과 마음의 상태가 20년 전과 같아졌습니다.

책임 있는 의료를 위한 의사회 회장이자 임상연구자인 닐 D. 버나드 박사의 책《뇌를 위한 파워 푸드》, 스노든 박사의 《우아한 노년》그리고 다르마 싱 칼샤가 캐머런 스타우스와 공동 집필한《치매 예방과 뇌 장수법》등을 통해서도 규칙적이며 지속적인 신체운동이 치매 예방과 개선에 좋다는 증거들을 확인할 수 있습니다. 맥박을 높여주는 운동을 나이와 상관없이 해야 합니다.

학자들이 뇌유래 신경 영양인자BDNF: Brain Derived Neurotrophic Factor 에 주목하고, 이 성분을 뇌에 주입해서 신경세포를 자극하여 정신을 되돌리려는 시도를 하고 있습니다. 하지만 이러한 시도들은 임시방편일 수 있습니다. 오히려 유산소 운동을 꾸준히 해서 뇌 속 BDNF 의 양을 증가시키면 뇌를 젊고 활기 있게 유지할 수 있습니다. 유산소 운동을 꾸준히 할 수 있으려면 무릎 관절이 튼튼해야 합니다. 무릎이 아프면 운동을 하고 싶어도 못할 수가 있어요.

당신도 알다시피 우리 연구팀은 환자 본인의 자가지방줄기세포를 1억 개 배양해서 퇴행성관절염 환자의 관절강 내로 주사하여 연골을 재생했고, 이를 통해 퇴행성관절염을 치료할 수 있다는 것을 증명했지요. 앞으로 머지않은 미래에 65세 이상 노인들의 줄기세포를 적은 비용으로 배양하여 보관해주는 줄기세포 보관은행이 전국의 공공 의료기관에 생기게 될 겁니다. 그러면 저렴한 비용으로 자신의 줄기세포를 투여받아 퇴행성관절염을 완치할 수 있게 되는 날이 조만간 올 것이라 기대해봅니다. 그러면 노인들도 자유롭게 걷고 운동할 수 있게 됩니다.

《뇌를 위한 파워 푸드》에서는 운동이 뇌 건강에 좋음을 과학적으로도 증명된 데이터를 소개했어요. 미국 일리노이 대학교의 콜롬베 SJ, 에릭손 KI 등의 연구자들이 2006년에 발표한 논문에 따르면 몸을 잘 움직이는 않는 66세 이상의 노인 59명을 뽑아서 1주일에 3회씩 달리기나 걷기처럼 심장박동수를 높이는 유산소 운동을 하게 했습니다. 6개월 뒤에 참가자들의 뇌 크기를 측정했죠. MRI를 이용해서 회백질이라는 뇌 부위를 측정하고 또 주로 축색돌기로 이루어진 백질도 측정했습니다. 축색돌기란 하나의 뇌세포에서 다른 뇌세포로 뻗어있는 긴 철사 같은 것을 말합니다.

6개월 후 찍은 MRI와 운동 프로그램 시작 전에 찍은 MRI를 비교해본 결과, 회백질이 그 전보다 더 커졌는데 특히 기억력과 주의력에 중요한 전두엽 부분이 커진 것으로 나타났어요. 회백질, 백질, 축색돌기, 전두엽 등등 용어가 익숙지 않을 것입니다. 다음 편지에서 자세히 알아보려고 하니 천천히 읽으세요.

아무튼 운동을 꾸준히 하면 뇌가 새로운 혈관과 뇌세포를 만들어내고 뇌세포들이 활기를 되찾는다는 겁니다. 당신 알고 있나요? 뇌의 무게는 몸 전체의 2퍼센트 밖에는 되지 않으나 심장에서 나오는 피의 20퍼센트를 공급받는 사실을.

운동은 뇌의 혈액순환을 촉진하고 뇌신경을 보호해주며 뇌 기능을 개선해줍니다. 또한 심혈관계 기능도 향상되므로 일석이조인 셈입니다. 인내심을 가지고 꾸준히 운동해야 합니다. 아이들에게도 전해주세요. 공부만 하지 말고 꼭 하루 30분~1시간 정도 걷거나 뛰라고. 도서관이나 기숙사를 오고갈 때 자세를 바르게 하고 빠르게 걷거나 뛰면 머리가 좋아져서 성적도 잘 나올 것이라고 말입니다.

에릭손 KI 등이 2011년에 발표한 논문에는 노인 120명을 대상으로 운동을 통해 뇌의 부위 중 해마의 크기가 커지고 기억력이 개선되는지를 연구한 내용이 들어 있어요. 1주일에 3회 산책을 했는데 첫 주에는 10분 동안 맥박이 두드러지게 증가하도록 빠르게 걷도록 했습니다. 맥박이 빨리 뛰도록 빠르게 걷는 게 중요합니다. 그런 다음에 걷는 시간이 40분이 될 때까지 매주 5분씩 걷는 시간을 늘렸고, 이후로는 걷기 전후 5분간 스트레칭하고 40분간 걷기를 했습니다. 그런 다음 MRI 검사를 해봤더니 노화로 인해 위축되었던 해마의 크기가 커졌고 기억력 검사 결과도 개선된 것으로 나타났다고 합니다. 기억과 가장 밀접한 관련이 있는 해마는 피가 잘 공급되지 않으면 특히 더 빨리 손상이 옵니다.

많은 연구를 통해 알 수 있는 것은 정기적인 유산소 운동이 치매의 위험성을 30퍼센트 정도 줄이고, 알츠하이머병 치매는 50퍼센트 정도 줄인다는 것입니다.

《치매 예방과 뇌 장수법》의 저자인 다르마 싱 칼샤의 경험담도 아주 흥미로워요. 칼샤 박사가 W. R.이라는 여성 환자를 면담하고 나서 "당신은 꼭 운동을 하셔야 합니다"라고 말했지만 쉽게 받아들이지 않더랍니다. 그 환자는 경미한 심장병을 가지고 있어서 운동을 하면 심장병이 더 악화될까봐 지난 20여 년 동안 운동을 하지 않았다고 해요. 그래서 현명하게 운동을 하면 심장병도 좋아지고 기억력 개선에도 큰 도움이 된다고 설명을 해주었답니다.

처음에는 집 부근의 한 구역을 매일 산책하기 시작했는데 힘에 겨웠고 집에 돌아올 즈음에는 얼굴이 뻘겋게 달아오르고 심하게 숨을 헐떡거렸습니다. 칼샤 박사는 얼굴이 붉게 되는 것은 건강에 좋은 신호로 뇌에 더 많은 피가 공급되는 것이라고 말해주었고, 이 말에 용기를 낸 그 환자는 꾸준히 산책을 했습니다. 그 결과 밤에 좀 더 쉽게 잠들게 되었고 기분도 좋아졌습니다. 1년여 동안 꾸준히 산책을 하자 심장도 좋아지고 인지력도 놀랄 만큼 개선되었다고 합니다.

칼샤 박사의 설명에 따르면 30분 정도만 걸어도 다른 좋은 습관들과 함께 결합하면 충분한 효과가 있다고 합니다. 심장병 전문의인 딘오 나쉬 박사의 연구에 의해서도 매일 30분 정도의 걷기 운동이 매주 48~64킬로미터를 달리는 것만큼 심장병에 의한 사망률을 낮춘다는 사실이 밝혀졌습니다.

3만 명을 신체적 적합성의 수준에 따라 5개 집단으로 나누어 8년이 지난 후 보니까 매주 48~64킬로미터를 달린 사람들은 운동을 하지 않은 사람들에 비해 사망률이 세 배 감소한 것으로 나타났습니다. 하루 30분 정도 걷기 운동만 한 사람들의 사망률은 달리기를 한 사람들의 경우와 비슷하다는 결과를 얻었습니다.

　아이들과 함께 하루 30분 이상은 꼭 매일 걷도록 하세요. 실내용 자전거를 30분 정도 타도 좋습니다. 당신도 이제 알겠지만 운동은 꾸준히 계속 해야 합니다. 안전에 유의하고 처음에는 무리하지 말고 쉬엄쉬엄 하세요. 조금씩 시간을 늘려 가면 됩니다. 이곳을 나가면 저와 함께 합시다. 일주일에 세 번은 관악산 둘레길을 함께 걷고 싶습니다. 경도인지장애와 알츠하이머병 치매에 대한 연구 결과에서도 운동이 뇌세포를 죽이는 독소를 제거하는 일을 돕는다고 하니, 운동은 나이와 상관없이 유익하다는 걸 명심하기 바랍니다. 아이들과 함께 자주 땀이 날 정도로 걷도록 하세요.

　《뇌를 위한 파워 푸드》에서 제시한 내용을 소개합니다. 성공적인 운동을 위한 필수사항 세 가지입니다.

　첫째, 다른 사람들과 함께 운동하면 즐겁고 꾸준하게 할 수 있답니다. 아이들과 함께 산책 시간을 자주 가지세요. 일찍 일어나서 함께 빠른 걷기 운동을 하면 다이어트에도 좋고 피부 미용에도 좋으며 성적도 오를 것입니다.

둘째, 운동을 일정에 포함시켜야 합니다. 일정에 포함시키면 빼먹지 않고 하게 됩니다. 매일 나를 만나러 오는 일정과 마찬가지로 꼭 일정에 포함시켜 운동하도록 하세요. 이곳에서는 하루 30분 운동시간이 있어서 가장 중요한 일정으로 관리하고 있습니다. 운동시간이 다가오면 함께 있는 분들도 미리 준비하면서 즐거워합니다.

셋째, 규칙적으로 해야 됩니다. 규칙적으로 해야만 지속하기가 쉬워요. 운동시간이 없는 날에는 방에서 담요를 깔아 놓고 걷기와 제자리 뛰기를 합니다.

참, 만보기를 이용해보세요. 한국기독학술원 이사장인 이흥순 장로님은 만보기를 차고 걸음 수를 확인하면서 건강을 관리합니다. 제게도 만보기를 선물로 주셔서 사용하고 있는데 도움이 많이 됩니다. 하루 만보 걷기를 생활화하면 좋을 것 같으니 장인장모님께도 사드리세요.

꾸준한 운동은 신경성장 요인을 뇌에 공급하고 신경세포 간의 연결을 원활하게 해주어 뇌 건강을 개선시킵니다. 스트레스도 감소시키며 신경대사를 증가시키니 뇌가 필요로 하는 산소와 포도당의 공급량이 증가하고 신경전달 물질의 방출도 늘어나는 등 뇌 건강에 좋은 환경을 조성하므로 줄기세포를 투여했을 때 뇌세포 재생 효과도 높아질 것입니다.

앞으로의 줄기세포 연구는 줄기세포 투여에 의한 치매 연구도 중요하지만, 뇌 건강에 좋은 생활습관과 자연에서 유래한 천연물 그리고 침과 뜸의 병행요법을 통한 완벽한 치매 정복 방법을 찾고 싶습니다.

'십시일반'이라는 말처럼 뜻을 같이 하는 분들과 함께 힘을 모아서 치매 정복에 기여하고 싶습니다. 한국의 줄기세포 치매센터에 가면 환자 본인의 줄기세포와 한국만의 특별한 프로그램으로 치매를 완전히 예방하고 치료할 수 있다는 사실이 전 세계에 알려져 미국이나 유럽의 환자들도 대한민국을 찾아오는 날이 속히 오기를 상상해봅니다. 이를 위해 심도 깊으면서 객관적인 연구를 인내심을 가지고 계속하려고 합니다.

치매 예방을 원하는 사람이든, 치매 극복을 원하는 환자든 그 가족들까지 포함한 모두가 '인내'라는 단어를 기억해야 합니다.

다음은 이태석 신부님의 《친구가 되어주실래요?》에서 신부님이 쓰신 글입니다.

"끈질긴 인내가 최고일 듯 싶다. 기다려야 한다. 계란으로 바위를 치면서 기다려야 한다. 수천 번 수만 번 치다 보면 바위도 부서지는 날이 오리라 믿으면서……."

말콤 글래드웰의 《아웃라이어》에는 1만 시간의 법칙이 나옵니다. 비틀즈나 빌게이츠 같은 비범한 인재들, 즉 아웃라이어의 성취는 모두 1만 시간 이상의 연습을 통해 이루어졌다고 합니다. 5년 이상을 꾸준히 한 우물을 파야 합니다. 우리가 기대하고 상상하는 것이 천천히 이루어진다는 사실을 '인내'라는 열매를 씹으면서 새겨봅니다.

다음 편지에는 치매를 이해하기 위해 당신과 함께 뇌로 여행을 떠나려고 합니다. 베르나르 베르베르의 장편소설 《뇌》를 읽어보세요. 기혜에게 《캠벨 생명과학》도 보라고 하세요.

미리 알아보고 함께 여행하면 좋겠습니다. 매일을 즐겁게 보내고 운동하기를 바랍니다.

치매에 갇히지 않으려면 잘못된 습관을 고치고 좋은 습관을 만들어야 합니다.

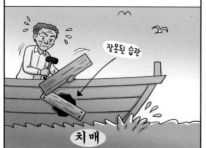

치매는 유전적인 요인이 있지만 노년기에 나타나는 치매는 후천적인 요인에 의해 발생합니다. 일종의 '생활습관병'으로 볼 수 있어요.

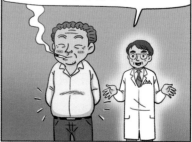

술, 담배, 잘못된 식습관, 게으름, 당뇨, 고혈압, 운동부족, 스트레스, 비만 등 육체의 욕구에만 따르는 생활에서 벗어나야 합니다.

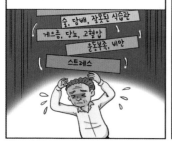

잘못된 습관을 이겨내기 위해서는 '인내'가 꼭 필요합니다.

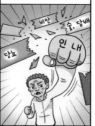

유산소 운동을 꾸준히 하면 뇌 속 BDNF(뇌유래 신경영양인자)의 양을 증가시켜서 뇌를 젊고 활기 있게 유지할 수 있습니다.

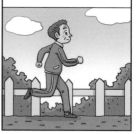

정기적인 유산소 운동은 치매의 위험성을 30% 정도 줄이고 알츠하이머병 치매는 50% 정도 줄인다고 합니다.

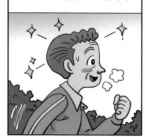

운동은 뇌의 혈액순환을 촉진하고 뇌신경을 보호해줍니다. 또한 뇌기능을 개선해 치매를 예방해줍니다.

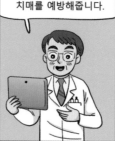

그리고 심혈관계 기능도 향상되므로 인내를 가지고 운동을 꾸준히 하는 것이 좋습니다.

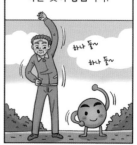

치매의 씨가 뿌려지는 밭,
뇌로 함께 여행합시다

내 영원한 보물, 당신에게

가을 단풍이 한창인데 아이들 시험 끝나면 가까운 산이라도 다녀오세요. 사진도 찍어서 보내주세요. 하나님께서 정해주시는 때에 이곳에서 나갈 테니 그때는 함께 여행을 많이 합시다. 오늘은 나와 함께 사람의 뇌로 여행을 해보려 합니다.

나이가 들수록 지식보다는 지혜가 많아져야 한다는 말이 있지요. 그럼 어떻게 해야 지혜로운 삶을 살 수 있을까요? '지혜'는 하나님을 경외하여야만 얻을 수 있습니다. 온 마음과 몸을 바쳐 하나님을 사랑하고 두려워해야만 '지혜'를 얻을 수 있고 경건하고 값진 삶을 추구할 수 있음을 깨달았습니다.

우리가 지혜롭게 살아가려면 치매에 걸리지 말아야겠지요. 그래서 오늘은 당신과 함께 뇌에 관해 배워보고 알츠하이머병과 뇌졸중 그리고 파킨슨병에 대해 살펴보려고 합니다.

뇌의 많은 부분은 아직 신비에 싸여 있어요. 뇌의 비밀은 밝히기가 어렵기 때문에 치매 연구를 위해서는 '지혜'가 필요합니다. 프랑스의 대표적인 인문주의자이자 작가인 프랑수아 라블레는 "아무리 과학이 발전할지라도 양심이 빠진 과학은 영혼의 폐허일 뿐"이라고 말한 적이 있습니다. 과학의 발달이 우리에게 행복을 가져다주지 못한다는 의미겠지요.

따라서 경건하고 거룩한 양심으로 뇌 연구를 해야 할 것입니다. 베르나르 베르베르의 소설 《뇌》에서 장 루이 마르탱이 말합니다. "미래의 (훌륭한) 사람은 먼저 대뇌피질이 한결 복잡하고 뇌세포와 뇌세포가 더욱 잘 접속되는 사람일 것"이라고. 이런 사람은 마음을 잘 다치지 않고 본능을 이겨낼 줄 알며 남을 용서할 수 있는 능력이 있고 원초적인 감정에 영향을 받지 않는 사람일 가능성이 많아요. 한마디로 말해서 포유류의 뇌를 초월하여 정신의 자유로움에 도달한 사람일 것입니다.

1990년대까지는 뇌가 새로운 세포를 만들 수 없다는 이론이 널리 인정을 받았지만 최근에는 뇌세포가 재생될 수 있음이 밝혀졌습니다. 신경세포의 연결이 한번 끊기면 영원히 제 기능을 하지 못한다고 생각했었지만 지금은 그렇지 않습니다. 자신의 몸에 있는 줄기세포로 뇌세포를 재생하는 시대가 올 것이기 때문입니다. 자신의 줄기세포이기 때문에 면역거부 반응이 없어서 필요할 때마다 계속 반복해서 투여할 수 있고 안전하게 배양할 수 있으니 충분한 수의 줄기세포를 보충해줄 수 있습니다. 태어날 때부터 가지고 있던 뇌세포에만 의존하지 않고 우리 몸속 줄기세포를 활용하여 치매를 정복할 날이 하루 빨리 오기를 기대해봅니다.

사실 현재의 과학기술로도 뇌세포 사이의 연결을 활성화시킴으로써 뇌세포 기능을 향상시킬 수 있고, 새로운 신경연결망을 만들 수도 있습니다. 뇌세포는 새로운 가지를 만들 수 있으므로 새로운 사고의 통로를 개척할 수 있으며, 이는 나이와 상관없이 만들어질 수 있다는 것이 과학적으로도 밝혀지고 있습니다.

저는 치매 예방과 치료에 대한 새로운 의료기술의 개발을 위해서는 신중하고 수동적인 접근도 좋지만 안전성을 담보할 수 있다면 다소 이해하기 어려운 치료법이라도 적용함으로써 보다 확실한 치매정복 방법을 찾아야 한다고 생각합니다. 완벽한 한 가지 방법만을 고집할 것이 아니라 뇌의 특성을 고려한 여러 가지 유익한 수단들을 함께 사용하여 치매에 대처하는 것이 최선이라고 판단하고 있습니다.

   그러면 이제 뇌의 구조와 기능에 대해 알아보겠습니다.

   그림에서 보는 것처럼 뇌는 전두엽, 측두엽, 두정엽, 후두엽으로 나눌 수 있습니다. 우리의 뇌 모든 부분들이 건강하게 움직여야 기억도 온전하고 살아가는 데 필요한 지식과 지혜도 고루 갖추게 됩니다.

   또 다른 측면에서 뇌를 살펴보겠습니다. 척추에서 위로 올라가

그림 1-1 **뇌의 구조**

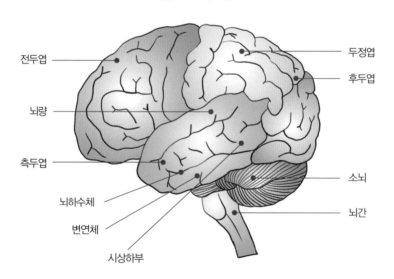

면 뇌간이 있어요. 뇌간은 뇌 부위 중 처음으로 만들어지는 부분입니다. 공룡 같은 파충류의 뇌는 뇌간만으로 구성되어 있어요. 뇌간은 감각을 받아서 호흡, 심장박동과 같은 기본적인 것을 통제합니다. 인간의 감정이나 기억에는 관여하지 않습니다. 파충류처럼 뇌간만 있었다면 기억이나 감정 때문에 휘둘리는 일도 없고 힘든 일도 없을지 모릅니다. 그다음 다른 곳보다 빛깔이 더 어두운 부분이 소뇌입니다. 소뇌는 뇌간 바로 뒤에 있으며 신체가 움직이는 걸 도와주며 근육조절을 담당하는데, 약간의 동작을 기억한다고 합니다. 베르베르의 소설 《뇌》에서는 소뇌를 이렇게 설명합니다. '공간 속에 몸이 어떤 자세로 놓여 있는지를 끊임없이 분석하고 동작의 균형을 이루어내는 곳. 우리가 걸음을 걸을 때 넘어지지 않게 해주는 기관'이라고 했지요. 소설가의 표현이 학자들의 표현보다는 친근하고 쉽게 이해되는 것 같지 않나요?

예전에 소뇌위축증 환자들을 몇 명 만난 적이 있어요. 50대인 남자 분은 소뇌위축증이 심해져서 보행이 어려워지자 부인이 집을 나갔고 초등학교 다니는 딸을 돌보기도 어려운, 보기만 해도 안타까운 상황이었어요. 우리는 그분의 지방줄기세포를 배양하여 투여했습니다. 얼마 후 그는 보행이 가능해졌고, 부인도 돌아왔습니다. 환자 자신의 믿음과 훈련 그리고 줄기세포 투여를 통해 개선되었던 것입니다. 이런 사례를 본다면 불치병 환자라고 해서 소망 없이 비참하

게 죽어가는 것을 방치하는 현재의 의료제도는 시급히 시정되어야
합니다. 의사와 보건당국은 열린 마음으로 환자의 안전성을 담보하
면서 환자의 동의 하에 윤리적 검토를 통해 혁신적인 치료법을 실
시할 수 있도록 해야 합니다. 그래야 치매와 같은 뇌질환을 정복하
는 것은 물론 불치병에 대한 활발한 연구와 정복도 앞당길 수 있습
니다.

소뇌에서 더 위로 올라가면 대뇌입니다. 대뇌는 네 부분의 엽으로
나눌 수 있어요. 추상적 문제 해결 대부분을 담당하는 전두엽, 감각
에서 정보를 얻는 것을 도와주는 두정엽, 시각을 다스리는 후두엽,
기억·청각·언어를 담당하는 측두엽으로 나뉩니다. 뇌 연구 초기에
는 뇌의 각 부분이 독립적으로 작용한다고 생각했었는데 이제는 여
러 부위가 함께 기억과 생각에 관여하는 것으로 밝혀졌습니다. 그러
니까 우리 몸을 소우주라고 생각하고 각 부분이 서로 정보를 교환
하고 상호작용을 한다고 볼 수 있지요. 뇌의 이러한 '다중지도 개념
(여러 부위가 상호 연락하고 반응하면서 기억에 관여한다는 설명)'으로 볼 때
기억이 완벽하려면 반드시 뇌의 모든 부분의 신경전달물질 운송체
계가 적절히 유지되어야 하는 것입니다. 한편으로는 부분적으로 파
괴되더라도 건강한 영역이 활성화되어 있으면 기억을 보존할 수 있
다는 의미가 됩니다. 따라서 치매에 걸렸다고 해서 지레 포기하지

말고 뇌세포 재생과 신경 연락망 회복을 위해 다양한 시도를 해볼 필요가 있습니다. 데이비드 스노든의 《우아한 노년》을 읽어 보면 메리 수녀님에 대한 내용이 있습니다.

메리 수녀님은 102세에 돌아가셨는데, 수녀님의 뇌를 부검한 연구팀은 큰 의문이 들었습니다. 100세를 넘기고 돌아가시기 전까지 메리 수녀님은 알츠하이머병 치매 증상을 전혀 보이지 않았는데, 그 이유가 무엇일까 궁금했던 것입니다. 수녀님 뇌의 무게는 870그램밖에(참고로 건강한 여성의 뇌의 무게는 1100~1400그램입니다) 안 되었고, 다른 수녀님의 해마에서 발견되는 섬유농축체의 수보다 세 배나 많은 섬유농축체가 형성되어 있었습니다. 그렇다면 알츠하이머병 치매가 나타났어야 하는 게 일반적입니다. 그러나 이상하게도 수녀님의 대뇌신피질에는 섬유농축체가 거의 없었고 뇌졸중의 특징인 경색도 발견되지 않았습니다. 연구팀은 혹시 이러한 사실이 메리 수녀님이 알츠하이머병 치매 증상을 보이지 않았던 이유가 아닐까 판단했습니다. 해마 부위가 많이 손상되더라도 대뇌신피질이 정상이고 신경 전달 시스템이 온전하다면 치매 증상 없이 백세 건강이 가능함을 의미합니다.

지금까지는 뇌간과 소뇌에 대해서 살펴보았습니다. 이제 대뇌에 대해 살펴볼 차례입니다. 대뇌는 우리가 일반적으로 '뇌'라고 생각하는 모양의 부위이지요. 우리가 여기서 주목할 부분이 대뇌피질입니다. 소설《뇌》에 나오는 등장인물인 마르탱이 미래의 (훌륭한) 사람의 뇌에 대해서 언급하면서 대뇌피질이 중요하다고 한 것 기억하지요.

대뇌를 덮고 있는 1~2밀리미터 두께의 표면막 층이 대뇌피질인데, 이것이 우리가 생각하는 뇌입니다. 대뇌의 신피질은 삼분의 일 정도만 볼 수 있고 나머지는 많은 홈과 틈새에 숨어 있습니다. 홈과 틈이 많을수록, 즉 복잡할수록 대뇌 능력이 좋은 것입니다. 우리는 지나치게 단순하게 생각하고 머리가 나쁜 사람을 말할 때 새머리라는 표현을 쓰곤 합니다. 그런데 이 말이 꽤 근거가 있는 말입니다. 왜냐하면 새의 머리에는 대뇌신피질이 거의 없기 때문입니다.

소뇌에서 위쪽으로 조금 올라가면 있는 대뇌피질이 1차 시각영역입니다. 색깔과 움직임에 대한 지각이 이루어지는 곳이지요. 그 바로 앞에 2차 시각영역이 있어요. 새로 들어온 시각적인 정보들을 이미 알고 있는 이미지들과 비교하면서 해석하는 작업이 이루어지는 곳입니다. 그러니까 1차 영역에서는 정보를 있는 그대로 지각하고 2차 영역에서는 그 정보에 의미를 부여합니다.

여기서 더 올라가면 몸 감각영역, 즉 접촉, 통증감각, 온도감각, 미각, 그 다음이 측두엽쪽 청각영역입니다. 말을 만드는 감각언어영역은 두정엽입니다. 이와 같이 대뇌의 표층을 이루는 대뇌피질은 인간의 모든 고등기능을 담당합니다. 인간은 모든 동물 가운데 가장 두꺼운 대뇌피질을 가지고 있습니다. 그러니까 대뇌피질이 손상받지 않고 건강해야 치매에 걸리지 않는다고 할 수 있습니다.

아까도 잠깐 언급했지만 성인의 뇌 전체 무게는 1350그램 정도이며 회색과 흰색과 분홍색으로 이루어진 1350밀리리터 정도의 물질입니다. 그런데 이 작은 뇌에서 생기는 생각 하나가 전쟁을 일으킬 수도 있고, 전 인류를 무서운 전염병에서 구원할 수도 있으며 세상을 변화시킬 수도 있습니다. 학창시절 생물시간에 배워서 알고 있듯이 대뇌의 좌반구와 우반구는 다소 다른 기능을 합니다. 좌반구는 언어, 시간 등 분석적인 사고와 관련이 많습니다. 좌뇌라고도 부르지요. 우뇌라고 부르는 우반구는 음악, 얼굴인식, 공간조직 등 창의적이고 상상력을 발휘하는 기능과 좀 더 관련이 있습니다. 대뇌의 두 반구는 뇌량(뇌들보)이라는 물질로 연결됩니다. 이 뇌량 덕분에 우리의 논리적 사고와 감성적인 사고가 결합될 수 있는 것이죠.

이제 대뇌의 피질부분 중 변연계로 들어가보겠습니다. 변연계는 심신의 연결체라고 말할 수 있습니다. 정서뿐만 아니라 기억에도 중대한 영향을 미치는데 뇌의 주기억 센터인 해마가 변연계에 있습니다.

변연계는 뇌간 꼭대기에 자리하고 있는데 주요 부분은 해마, 편도체, 시상하부, 시상, 뇌하수체입니다. 치매에 대해 탐구하기 위해서는 이 부위들에 대해서도 알아두어야 합니다.

자연의 신비로움에도 인간은 놀라움을 표할 때가 많습니다. 그런데 인체의 신비를 접하게 되면 조금 알게 되는 것만으로도 경이로움을 느끼게 됩니다.

자, 이제 변연계의 부분들에 대해서 살펴보겠습니다. 다시 한 번, 소설《뇌》의 표현을 중심으로 살펴보겠습니다. 뇌량(뇌들보) 밑에는 달걀 모양의 회백질 구조가 좌우에 하나씩 있는데 바로 시상視床이라는 곳입니다. 후각을 제외한 모든 감각정보가 여기에 모였다가 대뇌피질의 해당 감각영역으로 들어갑니다. 한 마디로 말해서, 신경계 전체의 검문소 또는 연결 정거장인 셈입니다. 여기에 있는 우리 내부의 생체시계가 하루 24시간 내내 우리의 생체리듬을 조절하고 우리 혈액에 산소와 물이 부족하지 않은지를 감시하지요. 배고픔이나 목마름을 느끼는 것도 바로 시상하부입니다. 또 사춘기의 특성이 나타나게 하고 여성의 월경주기와 수태를 조절하는 역할도 하지요. 위기 상황일 때 아드레날린을 더 많이 분비하라고 가장 먼저 명령을 내리는 것이 시상하부입니다. 참으로 신비하고도 흥미롭죠.

더 밑으로 내려가면 땅콩 크기만한 타원형의 내분비기관으로 뇌하수체가 있습니다. 이 땅콩만한 분비샘이 감정과 다양한 상황에서의 반응에 필요한 여러 가지 호르몬을 혈액에 공급함으로써 외부의 긍정적인 자극이나 부정적인 자극에 반응할 수 있게 해줍니다. 대학에서 생리학을 공부할 때 가장 열심히 공부하고 흥미를 가졌던 분야가 내분비계였습니다. 줄기세포의 매력에 빠지게 된 것도 그때 가졌던 흥미가 계속되고 있었기 때문일 겁니다.

그리고 두 개의 변연계 부분이 더 있어요. 그중의 한 부분이 '해마'입니다. 치매를 다루고 있는 책은 거의 모두가 '해마'에 대해 언급합니다. 그 이유는 '해마'가 뇌의 기억센터로서 단기기억과 몇 가지 장기기억을 저장하기 때문입니다. 대부분의 장기기억은 신피질로 이동시킵니다. 해마는 특히 무미건조하고 비정서적인 사실의 저장을 관장하고 있습니다. 책을 통한 학습이나 의미론적 기억을 진행시키는 부분입니다. 알츠하이머병 치매의 경우 해마가 먼저 손상되기 때문에 장기기억을 잃기 전에 단기기억을 먼저 잃게 됩니다. 그 다음 편도체가 있습니다. 편도체는 정서적 기억에 영향을 미칩니다. 편도체는 각각의 생각에 정서적인 영향을 얼마나 실을 것인지 결정하지요. 만약 수술을 해서 편도체를 제거한다면 파충류처럼 정서 자체를 상실할 수 있겠지요.

이상에서 살펴본 것처럼 변연계는 마음과 몸이 만나는 곳이라고 할 수 있습니다. 우리가 대학 다니던 1980년대 초에 지식 기사(단순한 지식을 외워서 이용하는 사람)가 되지 말고 지성인(배운 지식을 상황, 사회, 다른 사람들의 입장 등을 고려하여 판단하고 행동하는 사람)이 되라고 했었는데, 뇌를 기준으로 본다면 대뇌신피질만 발달하는 것이 아니라 변연계도 활발하게 움직여야 한다는 의미입니다. 그래야 지적이면서도 정서적인 부분까지 건강하고 지혜로운 사람이 될 수 있습니다. 기억력이 좋아지려면 변연계도 깨어 있고 활발해야 합니다.

이상으로 뇌의 여러 부분을 살펴보았는데, 쉽게 이해할 수는 없었겠지만 앞으로 뇌에 대해 관심을 갖는 계기가 되었기를 바랍니다.

사람은 누구나 한 번은 죽습니다. 죽음을 피할 수 있는 사람은 아무도 없습니다. 당신이 내게 전해준 성경 구절이 생각납니다. '그런즉 누구든지 그리스도 안에 있으면 새로운 피조물이라 이전 것은 지나갔으니 보라 새것이 되었도다(고린도후서 5장 17절).' 이 말처럼 이 세상에서 예수님을 영접하여 구원받고 지혜로운 인생을 새롭게 살아가고자 합니다. 50년 살았으니 지금부터의 인생을 고귀하게 살기 위해서는 뇌 건강도 매우 중요합니다.

이제 치매의 원인 중에서 대부분을 차지하는 알츠하이머병과 뇌졸중에 대하여 탐구한 내용을 알려주려고 합니다.

《지제근 의학용어사전》에서는 알츠하이머병을 '퇴행성 뇌병, 노인에서의 치매 원인 중 가장 흔한 형태다. 병리학적으로는 뇌의 전반적인 위축, 뇌실의 확장, 신경섬유의 신경섬유 뒤틀림과 노인성 반점 등이 특징이다. 임상적인 특징은 점진적인 기억, 판단, 언어능력 등 지적 기능의 감퇴와 일상생활 능력·인격·행동 양상의 장애다'라고 설명하고 있습니다. 알츠하이머병의 증상은 인간의 인간다움을 잃게 한다고 보면 됩니다. 새로운 것을 배우고 기억하는 것이 어려워져서 소지품을 어디에 뒀는지 모르고 같은 말을 하고 또 하거나 익숙하고 잘 아는 길조차도 잃어버리게 만듭니다. 판단 능력, 문제해결 능력이 떨어져서 옷입기, 목욕하기, 용변 보기 등 일상적인 일에도 어려움을 겪습니다. 길을 건너기 전에 차가 오는지 안 오는지 살피는 일조차도 잊어버립니다. 또한 언어 능력을 상실하여 단어를 떠올리지 못해 말하고 싶은 것을 제대로 표현하지 못하며, 읽고 쓰는 일도 불가능하게 만듭니다. 성격도 바뀝니다. 이유 없이 짜증을 내거나 갑자기 우울해하고, 이상 행동을 보이면서 공격성이 증가되어 소리를 지르거나 근거 없는 악담을 내뱉기도 합니다.

알츠하이머병 환자가 경험하는 공통적인 감정을 환자 입장에서 살펴보면서 이곳에 처음 들어왔을 때 제가 경험한 감정과 매우 유사하다는 사실을 깨달았습니다. 제가 왜 이런 상황에 처했는지 도무지 이해할 수 없었습니다. 납득할 수 없는 상황들이 계속되는 것을 참을 수 없었습니다. 화가 나기도 하고, 절망하기도 하는 감정 상태를 계속 반복했습니다. 그러나 저는 이곳에서 좌절과 절망으로만 시간을 보낼 수 없다는 생각을 했습니다. 알츠하이머병 치매 환자들의 경우는 병이기 때문에 스스로 극복할 수 있는 능력이 없습니다.

누군가 도와주어야 합니다. 저는 지금의 상황을 신앙의 힘으로 이겨내면서 새로운 희망을 가질 수 있게 되었습니다. 제가 신앙의 힘으로 좌절과 절망에서 희망을 찾은 것처럼 환자들에게도 희망을 찾을 수 있도록 도울 수 있는 방법을 고민하게 되었습니다. 고민의 결과가 바로 알츠하이머병을 비롯한 치매 환자들에게 도움을 줄 수 있는 줄기세포 실용화의 선구자가 되어야겠다고 다짐한 것입니다.

알츠하이머병에 수반되는 감정은 걱정과 불안, 당황, 좌절, 의심, 혼란, 두려움, 상실감, 분노, 슬픔, 고립감과 외로움 등이 있습니다. 뜻하지 않은 일로 육체의 감옥에 있게 된 제가 겪은 감정들과 다를 바 없음을 알게 된 순간, 비로소 저도 치매 환자에게 진정으로 다가갈 수 있다는 생각이 들었습니다. 알츠하이머병에 대해 공부하면서 깨달은 것이 한 가지 더 있습니다. 자기가 제일 잘났다고 떠들고 다니는 사람치고 진짜 능력이 뛰어난 것은 아니라는 사실입니다.

알츠하이머병은 1900년대 초에 알츠하이머 박사가 처음 발견했습니다. 병이 발견된 지 100년이 지난 지금도 이 병은 치료할 수 없는 병으로 남아 있습니다. 어쩌면 모든 병은 인간의 교만이 만들어 낸 것일 수도 있다는 생각을 종종 합니다. 자연의 신비, 인체의 신비 등은 인간의 능력으로 밝혀내기에는 매우 심오합니다. 그런데도 인간은 마치 자신들이 신인 양 자연에 대해, 인체에 대해 교만함을 보입니다. 그런데 겸손하게 들여다보면 우리 인간을 창조하신 하나님은 인간 스스로가 병을 치유하고 몸을 재생시키는 재료를 인간의 몸속에 숨겨두셨습니다. 제가 성체줄기세포에 주목하게 된 이유라고도 할 수 있습니다. 자신의 몸에 존재하는 줄기세포를 잘 활용하면 분명 알츠하이머병 정복에 중요한 분수령이 될 수 있을 것입니다. 실제로 스노든 박사팀이 수녀 연구에서 알게 된 정말 놀라운 사실을 상기해볼 필요가 있습니다. 섬유농축체와 관련된 병변이 아주 심한 수녀님 중 3분의 1이 알츠하이머병 증상 없이 오래 사셨다는 것은 많은 것을 시사해주고 있습니다.

앞에서 알츠하이머병 증상을 살펴보았지만 진단받고 8～10년이 지나 마지막 단계가 되면 일어나지도 못하고 대소변도 가릴 수 없게 되고 의사소통이 불가능하게 되며 결국 폐렴, 다발성 장기기능장애로 사망하게 됩니다. 아직까지도 이 병의 근본적인 원인은 밝혀지지 않았고, 확실한 치료 방법도 찾아내지 못했습니다. 그렇다면 우리는 무엇에 중점을 두어야 할까요? 저는 뇌의 신경세포 소실과 신경망 손상을 복구하는 방법을 다양하게 시도해봐야 한다고 생각합니다. 알츠하이머병 진단 이전의 경도인지장애 단계부터 환자의 지방줄기세포를 배양하여 투여하는 치료법이 있는데, 이를 하루빨리 임상시험을 통해 검증할 수 있기를 기대합니다. 참으로 안타까운 일은 병으로 고통받는 환자들은 많은데 그 고통을 줄이기 위한 다양한 노력들이 이런저런 이유로 임상시험조차 하지 못하는 경우가 많다는 사실입니다.

《신경해부학 실습》을 보면서 새삼 확인한 것이 뇌혈관이 정말 많다는 사실입니다. 서울대학교 수의과 대학에 입학해서 해부학 시간에 '땡'시험(일정한 시간 내에 순간 표시하는 곳의 이름을 못 맞추면 '땡'으로 틀리게 처리하는 시험)이 있었지요. 신경 이름, 혈관 이름, 뼈 이름, 근육 이름 등을 맞추는 시험인데 너무 힘들었던 기억이 납니다.

우리 몸의 부위 중 뇌로 가는 혈액의 비중이 20퍼센트이니 얼마나 혈관이 많겠어요. 뇌세포는 혈액이 공급하는 산소와 포도당이 없으면 겨우 1, 2분밖에 살 수 없습니다. 뇌로 가는 혈액순환은 혈관이 막히거나 터져서 출혈이 일어날 때 방해받게 되지요. 큰 동맥이 막히거나 터지면 사망하거나 마비가 오지만 아주 작은 동맥이 터지면 금방 알아차리지 못하면서 혈액이 공급되지 않은 부위의 뇌세포는 서서히 죽게 되며 뇌 기능에도 손상이 오게 됩니다. 불행히도 많은 노인들에게 경미한 뇌졸중이 반복적으로 발생합니다. 그것이 누적되어 광범위하게 뇌 기능에 악영향을 미칩니다.

뇌졸중의 가장 중요한 요인은 고혈압과 당뇨병입니다. 다음 편지들에서 자세히 알려주겠지만 고혈압과 당뇨병이 있는 사람들은 의사의 처방에 따라 약을 복용하고 꾸준히 운동을 해야 합니다. 과일과 채소를 충분히 섭취하고, 지방이 적은 식사를 하고, 콜레스테롤 수치도 정상으로 유지하는 노력을 해야 합니다. 비만이라면 체중을 줄여야 합니다. 담배 피우는 것도 뇌졸중을 일으키는 주범 중의 하나입니다. 1997년 미국의학협회지에 발표된 논문에 따르면, 뇌 부검에서 알츠하이머병 소견을 보이는 수녀님 가운데 뇌졸중 현상이 있었던 경우에는 93퍼센트가 치매였으나 뇌졸중이 없었던 경우에는 53퍼센트만이 치매였다고 합니다. 이같은 연구 결과는 가벼운 뇌졸중이 알츠하이머병의 병변을 가지고 있는 사람의 상당수에서 치매 증상을 나타나게 한다는 것을 시사하고 있습니다. 뇌졸중이 마치 철도의 선로전환기와 같은 역할을 한다는 것이지요. 또한 뇌졸중이 일어나지 않는 사람의 뇌는 어느 정도까지 알츠하이머병의 병변을 상쇄할 수 있으며 증상이 나타나지 않게 할 수도 있음을 의미합니다.

우리는 일상에서 뇌졸중의 위험을 줄이거나 피하는 노력을 기울여야 합니다. 돌이켜보면 저도 만일 이곳으로 오지 않았다면 뇌졸중으로 쓰러졌을지도 모릅니다. 뇌졸중의 증상들을 살펴보니 이곳에 오기 전에 제 몸이 보인 증상과 같았습니다.

몸의 어느 한쪽이 저리고 약해지며 의식이 혼미해진다면 뇌졸중을 의심해봐야 합니다. 말하는 데 자주 어려움을 겪고, 갑작스러운 시력장애, 어지럼증이 생기며 균형 감각을 잃거나 이유를 알 수 없는 심한 두통이 옵니다. 이런 증상들이 있다면 즉시 병원으로 달려

가야 합니다. 증상이 심하지 않다고 무시하다가는 어느 날 갑자기 길 한가운데서 쓰러질지도 모릅니다.

밤 9시가 넘었습니다. 잠들기 전에 기도하고 10시에는 취침을 해야 하니 내일 또 쓰겠습니다.

꿈 속에서 만나겠습니다.

나이가 들수록 지식보다는 지혜가 많아져야 한다는 말이 있지요.

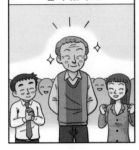

지혜로운 사람은 일반적인 사람보다 대뇌피질이 한결 복잡하고 뇌세포와 뇌세포의 접속이 더 잘 되는 사람일 것입니다.

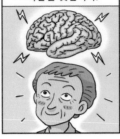

하지만 지혜롭게 살아가려면 치매에 걸리지 말아야겠지요.

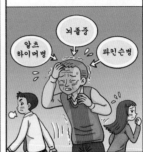

뇌졸중

알츠하이머병

파킨슨병

1990년대까지는 뇌가 새로운 세포를 만들 수 없다는 이론이 대세였습니다.

치료는 고사하고 더 나빠지지 않으면 다행이지.

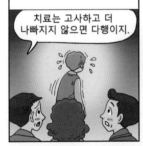

1900년대 초에 알츠하이머 박사가 처음 발견한 알츠하이머병은 100년이 지난 지금도 치료할 수가 없습니다.

아직도 못 고칩니까?

알츠하이머 박사

현재

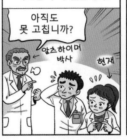

희망은 있습니다. 곧 자신의 몸에 있는 줄기세포로 뇌세포를 재생하는 시대가 올 것입니다.

줄기세포

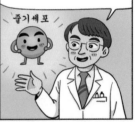

자신의 줄기세포이기 때문에 면역거부 반응이 없어서 필요할 때마다 반복해서 투여할 수 있고 안전하게 배양할 수 있으니 충분한 수의 줄기세포를 보충해 줄 수 있습니다.

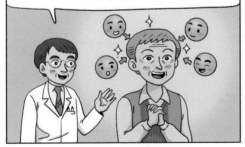

국민을 위해 국가 지원이 있다면 우리 몸속 줄기세포를 활용하여 치매를 정복할 날이 그만큼 빨리 올 것이라고 기대해봅니다.

치매 →

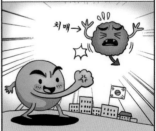

두려운 치매, 기억을 잃게 하는 질병들을 알아봅니다

내 영원한 동반자 당신에게

새벽 어두움에 빛나는 십자가를 바라보면서 부족하고 연약한 저에게 죄와 악의 사탄이 유혹하거나 공격하지 못하도록 주님께서 뜨거운 성령을 부어주시기를 기도했습니다. 그리고 오늘 하루도 기뻐하며 쉬지 말고 기도하고 범사에 감사하며 살겠노라 다짐했습니다. 우리 가족, 케이스템셀 직원, 줄기세포 보관고객, 지인과 친척들을 위해서 주님의 보호하심과 은총이 함께 하기를 기도했습니다.

알츠하이머와 뇌졸중에 이어 치매와 관련된 주요 질병 중에서 파킨슨병에 대하여 알아보고 경도인지장애Mild Cognitive Impairment MCI (가벼운 인지장애)에 대해서도 살펴보려고 합니다.

기억에는 외현기억과 암묵기억이 있습니다. 외현기억은 해마와 내측 측두엽이 관여하는데, 의식적으로 접근이 가능한 기억입니다. 사실과 사건에 대한 것으로 구성됩니다. 암묵기억은 의식적이지는 않지만 기억내용을 수행할 수 있는, 오랫동안 습득된 기술의 기억 같은 것들입니다.

치매 증상 중 기억력이 나빠지는 것이 초기의 핵심적인 문제인데 외현기억만 손상되었는지 암묵기억까지 손상되었는지를 파악함으로써 치매의 악화 정도를 알 수 있습니다. 치매 초기에는 외현기억이 자주 사라져버립니다. 치매 환자가 다른 사람은 몰라봐도 배우자는 알아보는 경우가 있다고 하는데, 아마도 배우자가 암묵기억으로 저장되었기 때문일 것입니다.

치매로 고통받지 않기 위해서는 우선 뇌졸중 예방을 위해 꼭 노력해야 합니다. 또한 지금부터 설명하는 경도인지장애를 잘 파악해 두고 알츠하이머병으로 악화되지 않도록 주의를 기울여야 합니다. 경도인지장애는 1999년 미국 시카고에서 개최된 국제학술대회에서 피터슨 등이 제시하여 도입된 개념으로, 정상적인 노화와 알츠하이머병 사이의 중간 단계를 말합니다. 그러면 어떠한 경우를 경도인지장애로 판단할까요? 환자나 보호자가 볼 때 기억력 저하가 계속되는 경우, 동일 연령이나 교육 수준에 비해 비정상적으로 기억력이 떨어진 경우, 그런데 전반적인 인지기능이나 일상생활 능력은 정상이면서 치매의 진단 기준에는 부합하지 않을 때 경도인지장애로 진단합니다. 그러면 왜 우리가 경도인지장애를 중요하게 다루어야 하는지 설명하겠습니다.

2001년 피터슨 등의 발표에 따르면 경도인지장애 환자의 80퍼센트가 6년 안에 치매 증상을 보인다고 합니다. 즉 치매의 씨가 뿌려져 깊게 뿌리를 내리고 있는 단계라고 할 수 있습니다. 경도인지장애로 의심되면 전문의에게 상담을 받아야 합니다. 그러면 의사는 새로운 정보를 학습해서 보유하는 능력이 어느 정도인지 검사하고 뇌척수액을 채취하여 베타아밀로이드42와 타우라고 불리는 두 가지 단백질을 검사하기도 합니다. 베타아밀로이드42 수치가 낮다는 것은 알츠하이머병과 연관성이 있는 베타아밀로이드가 뇌 속에 축적되어 있음을 의미하며, 타우 단백질 수치가 높다는 것은 신경세포가 손상되어 있음을 뜻합니다. 또한 자기공명영상MRI을 이용해 해마의 크기를 측정함으로써 경도인지장애 환자가 치매로 발전할지에 대한 여부를 예측하기도 합니다. MRI 검사 시 해마부위와 내후각피질 부위를 함께 관찰함으로써 경도인지장애와 알츠하이머병을 구분하기도 합니다. 만일 경도인지장애 단계로 판명되면 그 순간부터 지금까지 살아오면서 가진 잘못된 습관을 완전히 바꾸어야 합니다. 그래야 치매로 악화되지 않을 수 있습니다. 치매의 고통을 생각한다면 잘못된 습관을 바꾸는 일을 어렵다고만 생각해서는 안 됩니다.

돌이켜보면 저는 연구자로서 사업가로서 참 오랜 시간 동안 열심히 달려왔습니다. 하지만 지금 저를 이곳에 있게 한 것은 하나님의 크신 뜻이 있는 게 아닌가 생각했습니다. 지금까지의 삶의 방식과 생각과 습관을 다시 한 번 점검하고 새롭게 몸과 마음을 바로 세우라는 하나님의 뜻 말입니다. 덕분에 늘 시간에 쫓기고 너무 많은 일에 둘러싸여 제 자신을 돌아볼 시간조차 없었는데, 처음으로 제 자신과 마주하는 시간은 물론 하나님이 제게 주신 사명도 깨달을 수 있었습니다.

기적은 천천히 만들어진다고 했지요. 1만 시간의 연습이라면 대략 5년 정도 집중해서 노력해야 한다는 계산이 나옵니다. 경도인지장애가 있다면, 아니 없더라도 노화가 치매로 악화되지 않도록 노력해야 합니다.

다음으로는 파킨슨병에 대해 함께 살펴보겠습니다. 얼마 전 조용기 목사님이 파킨슨병을 이겨냈다는 기사를 봤습니다. 지난 4년간 줄기세포를 배양하여 투여받은 조 목사님을 지켜본 사람으로서, 그분의 파킨슨병 개선은 정말 놀라울 정도입니다.

《지제근 의학용어사전》에서 파킨슨병에 대해 찾아보았습니다. '사지와 몸이 떨리고 경직되는 중추신경계의 퇴행성병. 머리를 앞으로 내밀고 몸통과 무릎이 굽은 자세와 작은 보폭의 독특한 보행을 보이며 얼굴이 가면같은 표정으로 바뀐다. 대뇌의 신경전달 물질인 도파민이 줄어들어 일어나며 연령이 높을수록 빈도가 높다'라고 나옵니다.

파킨슨 증후군과 파킨슨병은 비슷하지만 다릅니다. 파킨슨병은 치매가 함께 오는 빈도가 20퍼센트 전후이며 뇌파 이상이 나타납니다. 파킨슨병 증상에 인지기능장애가 동반되는 경우를 파킨슨병 치매라고 합니다. 파킨슨병의 운동장애 유형에는 진전tremor, 즉 떨림 증상이 심해지는 경향이 있습니다. 경직rigidity, 즉 관절이 굳은 것처럼 잘 움직여지지 않는 유형이 있고, 운동완만증Bradykine sia, 즉 운동을 시작하고자 할 때 시간이 지연되고 느려지며 움직임 자체의 양도 줄어들어 몸의 균형을 유지하기 힘들고 보행장애를 초래하는 경우가 있습니다. 보행장애, 짧은 보폭의 종종걸음으로 쓰러질 듯한 걸음걸이로 변하며 방향 전환의 어려움을 겪기도 합니다. 자세 불안정, 몸의 평형을 유지하는 데 문제가 생기고 균형유지 장애 때문에 자주 넘어지고 이로 인한 외상을 입는 경우가 많습니다.

뇌의 중간 부분을 자른다고 가정하면 흑질을 관찰할 수 있는데 파킨슨병의 경우 뇌흑질이 감소합니다. 즉 뇌흑질에 분포하는 도파민 신경세포가 파괴되어 신경전달물질인 도파민 생성이 안 되게 되어 파킨슨병이 생기는 것입니다.

앞에서 이야기했듯이 조용기 목사님도 파킨슨병에 걸려서 매우 힘든 시간을 보냈습니다. 2009년 말에 처음 뵈었을 때는 '아 이런 증상이 파킨슨병이구나'라고 바로 느낄 정도였습니다. 그런데 지금은 예전 건강할 때 못지않은 열정으로 활동하실 정도가 되었습니다.

줄기세포를 통해 정말 소중한 분들이 건강해져서 사람들에게 선한 영향력을 끼치게 한 것만으로도 보람을 느낍니다. 연구개발비가 부족하고 사업자금 마련이 어려웠지만 민간회사이면서 벤처회사를 이끌면서 줄기세포 기술을 통한 난치병 정복의 가능성을 먼저 확인할 수 있었고 희망을 가질 수 있어 행복했습니다.

당신도 만났던 스웨덴의 한 박사님 기억하지요? 그런데 한 박사님은 의사인데도 운동을 안 하고 담배도 오랫동안 피웠습니다. 그분은 기억력이 자꾸 떨어지는 게 걱정이라고 했습니다. 지난번에 한국에 오셨을 때는 심장 수술도 받았지요. 부디 지금이라도 잘못된 생활습관을 바꾸시기를 바랍니다.

비슷한 연배에도 전혀 다른 건강 상태로 살아가는 분들을 보면 생활습관이나 일상의 마음가짐 등이 참 중요하다는 생각이 듭니다. 내가 하고 싶은 행동을 하면서 사는 자유도 좋지만 몸에 좋지 않은 것과 죄와 악을 거부하는 자유를 누릴 수 있어야 할 것 같습니다.

2013년 10월 조용기 목사님이 쓰신 글 '우리에게 희망이 있습니다'를 당신에게 보냅니다.

'우리에겐 희망이 있습니다. 희망은 살아갈 힘과 용기를 줍니다. 그 희망은 어디에서 얻을 수 있습니까. 바로 하나님 말씀에 있습니다. 성령님께서 같이 계시면 어떤 환경에서도 희망을 만드십니다. 우리 가운데 역사하시는 성령님은 영혼이 잘됨같이 범사에 잘되고 강건하게 합니다. (중략) 예수님은 우리의 죄악, 가난, 절망을 모두 짊어지시고 십자가에서 고난을 당하셨습니다. (중략) 성령님은 내일에 대한 희망을 주시기 위해 꿈을 허락하셨습니다. 병든 사람은 건강의 꿈을, 가난한 사람은 아브라함의 꿈을 꿔야 합니다. 하나님은 우리가 하는 입술의 고백을 듣고 계십니다. (중략) 우리가 죄를 대적하면 성령님이 승리를 주시고 거룩함을 허락하십니다. 질병의 고통에서 치료함을 주십니다. (중략) 적극적이고 긍정적이고 창조적인 생각을 해야 합니다. 내일에 대한 아름답고 찬란한 꿈을 그려야 합니다. 믿음은 기적을 가져오게 돼 있습니다. (중략) 온 세상이 혼란 속에 있을지라도 예수 십자가를 의지하며 우리의 삶에 희망이 있다고 선포하십시오. 그러면 여러분의 영혼이 잘되고 강건해지며 넘치는 희망으로 채워질 것입니다.'

지금까지 우리는 뇌로 함께 여행을 하였고 치매의 주요 원인인 알츠하이머병과 뇌졸중, 경도인지장애와 파킨슨병에 대해 살펴보았습니다. 이곳에서 한 방을 쓰고 있는 두 분에게 '만약 당신들이 치매로 진단받았거나 가족이 치매라고 한다면 무엇이 가장 궁금하겠냐?'고 물어보았습니다. 그들은 치료 방법은 없는지, 그리고 어떻게 진행되는지 그리고 간병은 어떻게 해야 하는지 걱정되고 궁금하다고 하더군요. 당연한 이야기입니다. 더구나 그들은 본인이 치매로 진단받았지만 치료방법이 개발되지 않은 상태라면, 어떤 혁신적인 치료법의 임상시험에도 자원하고 싶다고도 했습니다. 그만큼 사람들의 병에 대한 두려움은 심각하기도 하고, 두려움만큼 극복하고 싶음 마음 또한 간절합니다.

치매와 관련된 주요
질병 가운데 파킨슨병과
경도인지장애에
대해서 살펴보겠습니다.

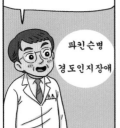

파킨슨병

경도인지장애

먼저 경도인지장애는
정상적인 노화와
알츠하이머병 사이의
중간 단계를 말합니다.

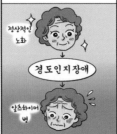

정상적인 노화

경도인지장애

알츠하이머병

환자나 보호자가 볼 때 기억력
저하가 계속되는 경우,
동일 연령이나 교육수준에 비하여
비정상적으로 기억력이 떨어져
있는 경우,

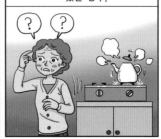

일상생활 능력은 정상이면서
치매의 진단
기준에는 부합하지 않을 때
경도인지장애로
진단합니다.

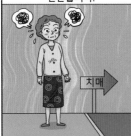

치매

이런 환자의 80%가
6년 안에 치매 증상을
보입니다. 즉 치매의 씨가
뿌려져서 깊게 뿌리를
내리고 있는 단계입니다.

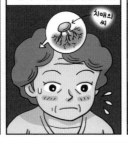

치매의 씨

파킨슨병은
사지와 몸이 떨리고 경직되는
중추신경계의 퇴행성
병입니다.

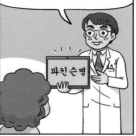

파킨슨병

머리를 앞으로 내밀고 몸통과
무릎이 굽은 자세와
작은 보폭의 독특한 보행을
보이며 얼굴이 가면 같은
표정으로 바뀝니다.

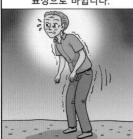

대뇌의 신경전달 물질인
도파민이 줄어들어
일어나며 연령이 높을수록
빈도가 높습니다.

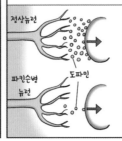

정상뉴런

파킨슨병
뉴런

도파민

파킨슨병의 경우 자신의
지방줄기세포를 배양하여
정맥 내로 투여 시
호전 가능성이 매우 높다는
것을 확인하였습니다.

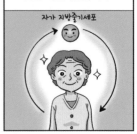

자가 지방줄기세포

치매 환자와 함께 사는 힘은 사랑입니다

"사랑하는 자들아 하나님이 이같이 우리를 사랑하셨은즉 우리도 서로 사랑하는 것이 마땅하도다. 어느 때나 하나님을 본 사람이 없으되 만일 우리가 서로 사랑하면 하나님이 우리 안에 거하시고 그의 사랑이 우리 안에 온전히 이루어지느니라."

가장 친한 친구, 당신에게

아침에 눈을 뜨는 순간, '감사합니다'라는 기도가 절로 나옵니다. 지금 이곳에서의 모든 순간을 헛되이 보내지 않도록 열심히 탐구하고 기도하고 있습니다.

베르베르의 소설 《뇌》에 다음과 같은 이야기가 소개되어 있습니다.

한 선원이 실수로 냉동 컨테이너에 갇혔다가 죽은 채로 발견되었어요. 그런데 사실을 알고 보니 그는 얼어 죽은 것이 아니라 스스로 춥다고 생각했기 때문에 죽었답니다. 그는 컨테이너 벽에 유리 조각으로 자기가 느낀 고통을 기록해 놓았고 손발이 얼어붙는 느낌을 생생하게 묘사해 놓았습니다. 하지만 목적지에 도착해서 다른 선원들이 그의 시체를 발견했을 때 냉동 시스템이 작동되지 않았다는 사실을 확인했습니다. 그 선원은 스스로 춥다고 생각했던 것이고 그 확신이 그를 죽인 셈이지요. 생각의 힘이 얼마나 대단한가를 일깨워 주는 이야기입니다.

또 이런 내용도 있는데 그럴 듯합니다.

'금붕어가 어항 속에서 살 수 있는 것은 기억력이 거의 없기 때문이다. 금붕어는 장식용 수중식물을 발견하면 그것에 경탄을 하고 이내 잊어버린다. 그런 다음 유리벽에 닿을 때까지 헤엄쳐 갔다가 다시 돌아와서는 똑같은 수중식물을 보고 다시 경탄한다. 이런 과정은 무한히 돌아가는 회전목마처럼 되풀이된다. 결국 금붕어의 기억력이 약한 것은 미치지 않기 위한 생존전략일 수도 있다는 얘기다. 우리의 건망증이 갈수록 심해지는 것은 어쩌면 세상의 충격으로부터 스스로를 보호하기 위한 전략일지도 모른다.'

알츠하이머병 징후를 열 가지 정도 꼽아보면 기억을 잃어버리고, 익숙한 일을 수행하기가 어려워지고, 언어장애가 오며, 시간과 공간에 대한 감각상실, 판단력 저하, 추상적 사고능력 저하, 엉뚱한 장소에 물건 놓기, 기분 또는 행동변화, 성격변화, 자발적인 능력상실 징

후 등을 들 수 있어요. 치매로 확진받았다고 한다면 환자가 느끼는 감정이 어떨까요? 걱정과 불안, 당황, 좌절, 의심, 혼란, 두려움, 상실감, 분노, 슬픔, 고립감과 외로움 같은 감정이 몰려온다고 합니다.

자, 그러면 이제 어떻게 해야 할까요. 여러 가지 참고문헌 중에서 버지니아벨·데이비드 트록셀 공저의 《치매, 고귀함을 잃지 않는 삶》을 읽고 '사랑'이라는 주제로 먼저 시작하겠습니다.

치매 환자가 느끼는 감정을 극복하고 치매의 감옥에서 벗어나려면 가장 먼저 필요한 것이 '사랑'이라고 생각합니다. 의사, 환자, 가족, 친구 모두 사랑할 수 있어야 하고, 사랑받아야 합니다. 고대 그리스인들의 말에 따르면 사랑에는 세 종류가 있다고 하지요. 첫째는 에로스, 곧 육체적 사랑. 둘째는 아가페, 감정적 사랑. 이것은 심장과 관계가 있습니다. 셋째는 필리아, 곧 정신적 사랑으로 뇌와 관계가 있습니다.

이곳을 감옥이 아닌 수도원이라고 느낄 수 있게 된 것은 우리를 위해 십자가에 못 박혀 돌아가신 예수님의 사랑을 받고 있음을 믿고 확신하게 되었고, 하나님은 사랑하는 자녀에게 징벌로 훈계하시면서 사랑을 표현하신다는 것을 깨달았기 때문입니다. 하나님께 사랑받고 있음을 깨달으니 감사하고 당신과 아이들의 사랑을 뼈저리게 느끼며 많은 분들의 사랑을 받으니 새로운 출발을 할 용기가 생겼습니다.

치매 환자도 똑같습니다. 치매 환자도 예수님의 사랑과 자신을 아끼고 소중히 여기는 사람들의 사랑을 느끼면 치매 걸려서 당할 장래의 비참한 상황을 두려워하지 않게 되며 용기가 생기고 희망이 생기게 됩니다.

이태석 신부님의 저서 《친구가 되어 주실래요?》에는 수단의 나환자촌 이야기가 나옵니다. 이태석 신부님은 가족을 비롯한 소중한 많은 것들을 뒤로 한 채 수단으로 갔습니다. 모든 것이 열악한 그곳에서 기쁘고 즐겁게 사셨습니다. 신부님은 이는 모두 사람의 마음을 움직이고 많은 사람들이 그들 주위로 모이게 하면서 주님의 존재를 체험하게 만드는 나환자들의 신비스러운 힘 때문이라고 했습니다. 이태석 신부님은 그런 나환자들의 특별한 능력을 보면서 식물인간, 뇌성마비, 뇌졸중, 자폐증 등 다른 사람의 도움 없이는 한 발자국도 움직일 수 없는 환자 가족들과 함께하는 많은 사람들의 고통에 대해 가끔 묵상한다고 했습니다. 환자의 고통도 고통이지만 아픔을 가슴에 품고 평생 그들을 보살펴야 하는 가족들의 고통은 당해보지 않고는 아무도 모릅니다. 그보다 더 큰 멍에나 십자가가 어디 또 있을까요? 하지만 아무것도 할 수 없는 그들이 다른 가족 구성원들에게 미치는 힘은 때때로 상상을 초월합니다. 가족을 하나 되게 하고 참된 신앙을 갖게 하며 가족들로 하여금 하나님을 깊게 체험하게 하는 그들의 힘은 신비스럽기 이를 데 없다고 했습니다.

저는 이 책을 읽으면서, 그 내용을 통해서도 감명을 많이 받았지만 이 신부님의 얼굴에서 하나님의 사랑을 보았습니다. 우리도 다른 사람의 아픔을 함께 아파해주고 불쌍한 사람들을 긍휼히 여기는 사랑을 실천하며 살아서, 얼굴에 주님의 사랑이 느껴지는 사람이 되었으면 합니다.

치매 환자의 가족 입장에서 환자에 대한 사랑을 가지고 어떻게 함께 살아갈 수 있는지를 알려주는 지침서가 바로 《치매, 고귀함을 잃지 않는 삶》이 아닐까 생각했습니다. 환자 가족에게 '가장 친한 친구처럼 간호하기'를 소개하기 위해 집필된 이 책에서 배울 점이 많습니다. 제게는 당신이 가장 좋은 친구임을 이 책을 통해 새삼 깨달았습니다. 당신도 꼭 읽어보세요. 환자를 돌보는 가정이나 요양센터에도 도움이 될 책입니다.

그런데 이런 프로그램이 성공하기 위해서는 치매 환자에 맞게 다른 방법으로 사랑을 전하는 것이 매우 중요합니다. 안타까워서 울거나 슬퍼하고 좌절하는 데 머물러 있기보다는 절망에 빠진 환자에게 가장 좋은 친구로 다가선다면 가족 관계도 좋아질 수 있고 살면서 받았던 상처도 치유할 수 있습니다. 이 책에 '희생의 함정'이라는 내용이 있어서 소개합니다.

'희생의 함정-간호를 맡은 사람이 주변의 모든 도움을 거절하면서 간호의 어려움을 호소한다면 그 사람은 희생의 함정에 빠질 것이다. 간호는 쉬운 일이 아니고 간병을 맡은 사람은 피곤해지고 판단력이 흐려지고 때로 명백한 사실을 부정하게 되므로 이런 일이 흔히 발생한다. 당신은 환자를 위하여 당신의 친구와 가족을 위하여 그리고 당신 자신을 위하여 오랫동안 그 자리에 있기를 원할 것이다.'

맞는 말입니다. 저를 위해 염려하고 애쓰는 당신에게도 도움이 될 것입니다. 우리를 걱정해주고 사랑해주는 분들의 도움을 받으면 좋겠습니다. 십시일반十匙一飯!

자, 그러면 가장 좋은 친구처럼 간호하려면 어떤 사람이 가장 좋은 친구인지 알아야겠지요. 당신에게는 어떤 친구가 가장 좋은 친구인가요? 사도 바울은 고린도전서 13장에서 사랑에 대해 이렇게 말하고 있습니다. '사랑은 오래 참고 사랑은 온유하며 시기하지 아니하며 사랑은 자랑하지 아니하며 교만하지 아니하며 악한 것을 생각하지 아니하며 불의를 기뻐하지 아니하며 진리와 함께 기뻐하고 모든 것을 참으며 모든 것을 믿으며 모든 것을 바라며 모든 것을 견디느니라.'

이런 친구라면 치매 환자에게 좋은 친구가 될 것입니다. 배우자일 수도 있고 자녀일 수도 있고 간병인일 수도 있습니다.《치매, 고귀함을 잃지 않는 삶》에서는 다음과 같은 친구를 가장 좋은 친구라고 이야기하고 있습니다.

친구는 서로의 성격과 과거를 압니다. 좋은 친구는 환자가 과거에 이룬 일을 기억해낼 수 있도록 힌트를 줄 수 있기 때문에 기억력을 되찾도록 도와줄 수 있습니다. 환자와 함께 환자 일대기를 만들어보는 것도 좋겠습니다. 또한 성격과 습관도 알기 때문에 환자의 습관을 존중해줍니다.

친구는 모든 일을 함께합니다. 좋은 친구라면 당연히 공통 관심사를 가지고 같은 일을 하면서 우정을 쌓고 취미 활동도 함께 즐길 수 있습니다. 또 집안일도 함께하면서 격려하면 그로 인한 만족감이 환자와 가족을 연결합니다. 일을 시작하는 능력을 상실했거나 내용을 확실히 이해하지 못하는 환자에게 무엇이 하고 싶은지 물어보지 말고, 먼저 환자와 함께할 활동을 제안하거나 시작합니다. 또한 과거에 익힌 재능이나 특별한 관심은 그대로 남아 있는 경우가 있으니 조금 도와주거나 거들어주어 관심을 지속시키고 예전의 재능을 발휘할 수 있도록 하는 것이 좋은 친구입니다. 가장 좋은 친구는 축하해야 할 특별한 일을 기억해서 축하해줍니다.

친구는 대화가 잘됩니다. 좋은 친구는 환자의 이야기를 잘 들어줍니다. 사람은 자신이 깊은 관심을 가진 일이나 자신이 하고 있는 일을 다른 사람들에게 알리고자 할 때에는 같은 말을 반복해서 하는 경향이 있습니다. 때로는 듣는 사람이 거의 외울 정도로 반복합니다. 그런데 보통 사람들은 서너 번 똑같은 말을 들으면 '지난번에 들은 얘기거든!' 또는 '그 얘기 또 하냐!' 등의 말로 면박을 주기도 합니다. 하지만 좋은 친구는 반복해서 같은 말을 하는 친구의 마음과 사정을 헤아려주면서 지루해하지 않고 잘 들어줍니다. 그렇게 잘 들어주는 친구가 있으면 어떤 일이든 이야기를 하면서 마음이 풀리고 소중한 내편이 생겼다는 생각으로 안심을 하게 됩니다.

치매 환자는 말을 할 때 문장의 구조나 언어 체계를 잊어버리기 쉬우므로 힌트나 단서를 제공하면 대화를 잘 이어갈 수 있습니다. 단어를 기억하지 못한다고 면박을 주거나 말이 안 되는 말을 하냐며 화제를 돌리면 상처를 받을 수도 있습니다. 그러면 점점 자신의 이야기를 하지 않게 됩니다. 또한 치매 환자가 대답할 수 없는 것을 물어보면 좌절감을 느끼므로 쉽게 대답할 수 있는 질문을 하는 것이 좋습니다. 좋은 친구라면 말이 아니더라도 대화가 잘되기도 합니다. 환한 미소, 다정하게 손을 잡아주는 것, 어깨를 부드럽게 토닥여주는 것만으로도 친구의 소중함을 알게 해줍니다.

친구는 자존심을 세워줍니다. 치매 환자를 자주 칭찬해주어 기분을 좋게 만들고 항상 격려를 아끼지 말아야 합니다.

친구는 늘 함께 웃습니다. 즐거운 농담으로 환자를 웃게 하면 좋습니다. 가족이나 환자가 경험한 재미있는 이야기도 좋습니다. 때로는 환자가 더 많은 이야기를 기억해내기도 하고 더 많은 이야기를 할 수 있다는 것을 잊지 마세요.

친구는 동등한 만큼 예의를 지켜주어야 합니다. 환자를 무시하는 듯한 말을 삼가야 합니다. 특히 환자가 옆에 없는 것처럼 말하거나 질문에 대답할 시간을 주지 않는 것은 좋지 않습니다. 또 체면을 유지하도록 도와주어야 합니다.

앞서 환자 일대기를 만들어보는 것이 좋다고 했었지요. 저도 이곳에 있는 동안 일대기를 써보려고 합니다. 일대기, 일생 동안 성취한 일을 기록하는 것입니다. 치매 환자의 인생기록은 환자 본인과 가족이 과거의 추억을 함께 기억하고 대화를 나누면서 치료제가 될 수 있으며, 가족을 더 가까워지게 합니다. 일대기를 쓸 때에는 아주 옛날 일부터 써 나가는 것이 중요합니다.

어머니가 저를 임신하셨을 때 태몽을 꾸셨는데 토실토실한 알밤을 치마에 담았다고 합니다. 혹시 당신에게 처음 들려주는지도 모르겠습니다. 옛날 일부터 시작하면 환자가 자신의 이야기를 쓰는 데 많은 도움을 줄 수 있습니다. 친구나 다른 가족으로부터 정보를 얻어서 완성도를 높일 수 있습니다. 환자의 일대기는 치매 환자와 간호의 모든 면에서 유용하게 사용할 수 있습니다. 우리가 앞으로 하고 싶은 치매 요양센터에서는 줄기세포 치료와 병행해서 환자의 일대기를 만들고 활용해서 간호의 질을 높이고 싶습니다. 진정한 사랑으로 치매 환자를 돌보는 가족과 사회가 되도록 작은 힘이나마 보태고 싶습니다.

가장 좋은 친구로서 항상 내 옆에 있어 주는 당신에게 나의 사랑을 가을밤 산바람으로 실어보냅니다.

걱정과 불안 등 치매 환자가 느끼는 감정을 극복하고 치매의 감옥에서 벗어나려면 가장 먼저 필요한 것이 '사랑'입니다.

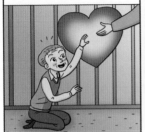

환자를 대할 때 사랑의 마음을 갖고 좋은 친구가 되어주세요.

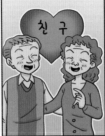

치매 환자를 간호하려면 어떤 사람이 가장 좋은 친구인지 알아야겠지요.

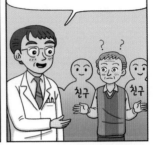

우선 환자의 성격과 과거를 아는 것이 좋습니다. 기억력을 회복시키는 데 도움을 줄 수 있고 환자의 성격과 습관을 존중해줄 수 있습니다.

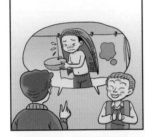

좋은 친구는 공통 관심사를 가지고 모든 일을 함께 합니다. 환자가 일을 하면서 만족감을 느끼게 하고 부족하더라도 삶을 즐길 수 있게 격려를 해줍니다.

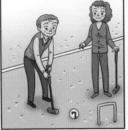

좋은 친구는 환자의 이야기를 잘 들어주고 대화가 잘 통합니다. 이야기를 잘 들어주면 소중한 내편이라는 생각으로 안심을 하게 됩니다.

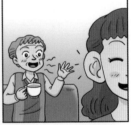

좋은 친구는 환자에게 무례한 행동을 하거나 무시하는 듯한 말을 하지 않습니다. 또 체면을 유지하도록 도와주어야 합니다.

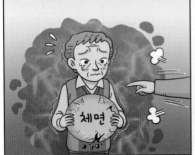

우리가 서로 사랑하면 하나님이 우리 안에 거하시고 그의 사랑이 우리 안에 온전히 이루어집니다.

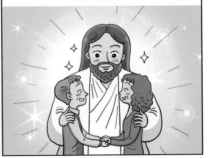

치매를 이기는 첫걸음은 받아들이기,
내려놓기, 평안 찾기

"신이 어느 날 문득 죽음의 광주리를 우리
앞에 내밀었을 때 우리는 과연 그 광주리에 무엇을 담아놓고 이 세상을 떠날까?"

항상 고맙고 든든한 당신에게

아침저녁으로 쌀쌀한 늦가을입니다. 곧 겨울이 올 테니 눈도 내리
겠지요. 자연은 어느 계절이든 나름대로의 멋과 아름다움이 있습니
다. 우리가 어떤 마음으로 받아들이고 반응하느냐가 중요하지요.

오늘은 치매라는 감옥에 갇히게 된 환자가 치매를 넘어서는 방법
을 저의 육체 감옥 체험과 함께 알아보려고 합니다.

나름대로 열심히 살아왔다고 자부했고, 다른 사람들에게 좋은 일

도 많이 했고 국가와 사회에도 기여했다고 생각했습니다. 그럼에도 검찰 조사 과정에서 많은 선입견과 오해가 있었음을 알게 되니 너무 힘들고 슬펐으며 제대로 해명도 못한 채 감옥으로 오게 되었습니다. 좌절과 절망으로 죽고 싶었습니다. 이 한 목숨 이 세상에서 없어지면 '공소기각'이 되어 사건이 없어지고 편하지 않을까 하는 생각도 했습니다. 눈물만 흘렸습니다. 감방의 작은 화장실에 들어가 눈물을 흘리며 찬송가를 부르고 또 불렀습니다.

두려움이 몰려왔고 다른 사람들에 대한 원망이 커졌고 분노했습니다. 개인적인 치부를 한 적도 없는데, 한 사람이라도 더 많은 사람들이 우리의 줄기세포 기술로 병을 고치기를 바라고, 우리의 줄기세포 기술이 전 세계에 알려지기를 바랐을 뿐인데, 왜 이렇게까지 고난을 당하나 하는 생각이 들어 허무하고 슬펐습니다. TV와 신문에 난 기사를 보면서 더욱 절망했습니다. 항변할 기회조차 박탈당한 채 당하고만 있음에 좌절했습니다. 육체의 사망만이 죽음이 아니라는 것을 알았습니다.

치매로 진단받은 환자의 마음도, 그 가족의 마음도 좌절, 절망, 걱정, 불안, 분노와 같은 부정적인 감정일 것입니다. '왜 내게 이런 몹쓸 병이 왔을까? 이제 어떻게 해야 하나?' 하는 생각을 하다가 죽음의 공포도 몰려오겠지요.

그런데 감사하게도 저는 이곳에 와서 책을 많이 읽게 되었습니다.

특히 마음을 잡지 못할 때 성경을 열심히 읽었습니다. 그리고 김양재 목사님의《고난이 보석이다》, 전병욱 목사님의《새벽예배》, 안이숙 선생의《죽으면 죽으리라》, 배형규 목사님이 엮은《우리의 삶과 함께하는 기독교강요》등을 읽고 깨달음을 얻었습니다.

세상에 있을 때는 잘 들어오지 않았던 성경의 구절구절이 마음 속 깊은 곳까지 들어왔습니다. 눈물이 쏟아졌습니다. 지금까지 살아오면서 지은 죄에 대한 깊은 회개를 할 수 있었습니다. 무엇보다 인간의 욕심으로 얼마나 교만했었는지를 깨달았습니다. 그때부터 자나깨나 회개 기도를 하였고 금식하면서 침묵과 묵상을 통해 주님의 응답을 구했습니다. 그리고 당신과 아이들의 격려와 눈물의 기도가 저를 살렸습니다. 여러 지인들의 진심어린 옥바라지 덕분에 지금 이렇게 치매정복을 향한 꿈을 다시 꾸게 되었습니다. 좌절과 절망 속에서 죽음의 고통과 아픔을 겪으면서 마음이 변화되었습니다. 저 자신을 죽이고 하나님의 일을 향한 열정과 소망이 생겼습니다.

인도의 작가 타고르가 쓴 글입니다. "신이 어느 날 문득 죽음의 광주리를 우리 앞에 내밀었을 때 우리는 과연 그 광주리에 무엇을 담아놓고 이 세상을 떠날까?" 이곳에서 저는 파스칼의 표현처럼 '아주 기분 좋은 자기포기'를 하였습니다. 언제 다시 당신과 손잡고 관악산 둘레길을 걸을 수 있을지, 연애시절 함께 갔었던 속리산 문장

대에 오를지는 알 수 없지만 만사가 하나님 섭리대로 될 줄 믿습니다. 저 자신을 받아들이고 내려놓고, 하나님께만 소망을 두게 되고 나서부터 새 삶이 되었고 제 몸과 마음이 완전히 변화되기 시작했습니다. 진정한 회개를 통해 감사를 알게 되었고 진정한 겸손과 순종을 배우게 되었습니다. '항상 기뻐하라. 쉬지 말고 기도하라. 범사에 감사하라'는 말씀을 실천할 수 있게 되었습니다. 살아오면서 관계를 맺었던 모든 분들에게 감사하게 되었고 제게 잘못했다고 생각했던 사람들도 용서하게 되었으며 그들을 위해 기도하게 되었습니다. 겸손과 순종으로 지금의 저를 온전히 받아들이게 되었습니다.

다산 정약용은 병조판서 오대익의 71세 생일을 축하하는 글에서 행복을 '열복熱福'과 '청복清福' 두 가지로 정의하였습니다. 열복은 일명 세속에서 말하는 성공과 출세입니다. 반면에 청복은 '비록 깊은 산속 아무도 알아주는 이 없는 곳에 살아도 푸른 계곡물에 발을 담그고 예쁜 꽃들과 나무들을 벗하며 인생의 의미를 찾는 것이야말로 진정 행복이다'라는 의미입니다. 우리도 함께 청복을 누리며 삽시다. 내려놓고 놓아버리니까 마음이 가벼워졌습니다. 체념과는 다른 것입니다. 재산, 건강, 인간관계, 성, 권력, 명예, 마지막으로 자아까지 내려놓고 하나님과 하나 되고자 합니다. 체념이 아니라 인생의 방향과 방식을 완전히 변화시켜 최선을 다해 선한 삶을 살아야 합니다.

메마르고 분노로 가득 찼던 마음도 부드러워져서 성경을 통해 주시는 하나님 말씀을 온전히 받아들이게 되었습니다. 감사하게도 '사과나무' '거룩나무' '십시일반'이라는 단어를 통한 계시와 '씨가 발아되어 이제 떡잎이 나온 모습'을 꿈에서 보여주셨습니다. 이 세상에서 선한 일을 하는 데 혼신의 힘을 쏟기로 하였습니다. 제가 가진 것 모두를 줄기세포로 난치병과 불치병을 정복하는 데 바칠 것이며, 뜻을 같이 하는 분들을 섬기면서 합심하여 선한 일을 해나가기로 마음을 정하니 열정이 샘솟습니다.

지난번 편지에서 경도인지장애에 대해서 알아보았듯이 치매 이상 증후가 있을 때는 빨리 검진을 받아보아야 합니다. 최근의 조사에 따르면 진단받지 않은 숨겨진 치매 환자가 너무 많다고 합니다. 조기 검진과 정확한 진단이 중요합니다. 제가 좋아하는 김 변호사는 치매에 걸려도 치료하지 않고 그냥 살다가 죽겠다고 한 적이 있습니다. 현명한 자세가 아닙니다. 일단 병에 걸리면 그냥 살다가 죽는 것이 더 어려울 수도 있습니다. 환자 자신이 포기하면 주변 사람들이 더 힘들다는 사실도 염두에 두어야 합니다. 우선 조기에 정확한 진단을 받고 완전히 변화된 삶의 방식을 생각해봐야 합니다.

여기서 오진의 문제를 짚어보고 싶습니다. 모든 병의 원인이나 증상이 모두 정확하게 밝혀진 것이 아니기 때문에 때로는 오진이 있을 수 있습니다. 의사의 잘못일 수도 있고, 가족의 병력 등으로 인한 섣부른 단정일 때도 있습니다. 하지만 병에 대한 오진은 환자 본인에게는 받아들이기 힘들고 고통스러우며 불행한 상황이 될 수 있습니다. 그래서 모든 방법을 동원해서라도 정확한 진단을 통해 병명을 제대로 알고 병과 마주해야 합니다.

《우아한 노년》에 보면 로라 수녀님의 사례가 나오는데 당신에게 꼭 알려주고 싶어 소개합니다. 로라 수녀님은 우울증이 심해져서 잠을 잘 수도 무엇인가에 집중할 수도 없게 되었으며, 아무도 자신을 필요로 하지 않는다는 생각에 사로잡혀 있었습니다. 수녀님은 진찰을 받고 몇 가지 약을 써봤지만 증상이 나아지지 않았습니다. 의사는 뇌단층 촬영 검사와 피 검사를 받도록 권했고, 검사 결과 알츠하이머병의 초기 증상인 것 같다고 알려주었습니다. 로라 수녀님은 정신을 수습한 후 친동생에게 "나는 절망에 빠졌어"라고 말했고, 동생은 무슨 일이 있어도 변함없이 언니를 사랑하고 돌봐주겠다고 안심을 시켰습니다.

그러나 로라 수녀님은 다른 의사에게 진찰을 받아보라는 동생의 말을 무시하고 자신이 알츠하이머병에 걸려 망가지기 시작했다는 주치의의 판단을 믿고 "그런 것이 인생이지"라며 체념했습니다. 그리고 수녀원의 다른 수녀들에게도 알렸습니다. 그때부터 로라 수녀님의 일상생활을 감시하는 수녀도 생겼습니다. 로라 수녀님이 《우아한 노년》의 저자 스노든 박사에게 말했어요. "스노든 박사, 내가 가장 두려워했던 것이 무엇인지 알아요?" 수녀님의 눈에 눈물이 고였습니다. "그건 내가 예수님을 잊어버리지 않을까 하는 것이었다오. 하지만 나는 결국 알게 되었지요. 내가 주님을 기억하지 못하게 될지라도 주님께서 나를 기억하시리라는 것을……." 진단 받은 지 4년이 지난 어느 날 현명한 간호사의 강력한 권유로 다른 의사를 찾아가서 정밀검사를 받았고 아무 이상 없이 건강하다는 것을 알고 그제서야 안심하게 되었습니다.

알츠하이머병 치매 진단을 받았다면 정확한 진단인지 꼭 확인할 필요가 있습니다. 알츠하이머병 치매 진단법이 완벽하다고 볼 수 없고, 치료 가능한 치매도 있기 때문입니다. 하지만 정확한 검사를 통해 치매가 확실하다는 진단을 받았다면 사실을 있는 그대로 받아들여야 합니다. 치매에 걸렸다는 사실을 알게 된 것만으로도 우울증이 올 수도 있고 자기 뜻대로 살아갈 수 없을 것이라는 두려움도 생깁니다. 힘들겠지만 치매에 걸렸다는 것을 겸손하게 받아들이고 긍정해야만 지금까지의 생활방식과 삶에 대해 돌이켜보고 반성할 수 있게 됩니다. 그리고 전문의의 처방에 따라 약도 복용하면서 뇌 재생 프로그램을 끈기 있게 믿음을 가지고 시행하여야 합니다. 체념할 이유가 없습니다.

많은 문헌을 접하면서 환자에 따라서는 치매도 개선되어서 큰 불편 없이 생활할 수 있다는 것을 알게 되었습니다. 전 세계의 많은 연구자들이 치매 정복을 위해 밤낮 없이 노력을 기울이고 있습니다. 저는 지금부터 10년 내에는 인류가 치매라는 병을 극복할 수 있다고 믿고 있습니다.

하지만 일단 치매에 걸리면 우리 자신의 한계를 인정해야 합니다. 인지기능과 기억력 그리고 운동기능이 감당하는 한계 내에서 즐겁고 기쁜 다채로운 일상생활을 해야만 가족에게 고통을 덜 줄 수 있고, 갈등도 줄일 수 있습니다.

또한 고독에 대처할 준비를 해야 합니다. 헤르만 헤세는 "고독을 받아들이는 일이 지혜로 가는 길"이라고 했고, 쇼펜하우어는 "고독은 행복과 평안의 원천이다"라고 했습니다. 고독은 내면을 성장시킵니다.

치매 환자라면 내려놓아야 할 것도 많습니다. 진정으로 내려놓으면 내면에 평안이 오고 여유가 찾아옵니다.

첫째로 재산에 대한 집착을 내려놓아야 합니다. 자식들이 분쟁을 일으키지 않도록 재산을 나눠주고, 어려운 이웃들을 위해 내놓을 수 있으면 진정한 자유가 무엇인지를 느끼게 될 것입니다. 치매와 관련

되어 여러 가지 소송 사례와 판례를 조사해보고 당신에게도 알려주겠습니다.

둘째로 욕망을 놓아 버려야 합니다. 현재 자신이 가지고 있는 욕망이 무엇인지 차례차례 적어봅니다. 그리고 하나씩 포기하면 한결 마음이 가벼워질 것입니다.

셋째, 권력을 내려놓아야 합니다. 사람은 자신이 가진 권력이나 영향력을 내려놓기를 무엇보다 힘들어합니다. 만일 경영자가 치매 진단을 받은 후에도 계속해서 회사 경영권을 가지고 있으면 다양한 갈등이 생길 수 있습니다. 많은 사람들에게 공격당할 수도 있고 억지로 자리를 빼앗길 수도 있습니다. 이곳에서 변호인 접견을 할 때 시시콜콜 지시하는 어떤 경영자를 봅니다. 바깥에 있는 사람들에게 자신의 권력과 영향력을 행사하려는 모습으로 보입니다.

넷째, 자아를 버려야 합니다. 재산, 권력, 건강, 시간에서 자유로워지는 방법은 자아Ego를 버리는 일입니다. 새 사람이 되어야 합니다. 《스크루테이프의 편지》에서 읽은 글입니다. 인간은 단 한순간의 시간도 만들어내거나 붙잡아둘 수 없습니다. 시간이란 순전히 선물로 주어진 것입니다. 우리 인간이 완전히 소유했다는 의미에서 '내것'이라고 말할 수 있는 것이 얼마나 될까요? 곰곰이 생각해보면 아무것도 없는 것 같습니다.

피터 버거는 자기초월의 중요한 특징이 유머라고 합니다. '유머

는 인간이 다른 생물보다 뛰어난 존재임을 드러내는 특징이다. 유머
는 인간이 자신 뒤로 물러설 줄 알며 세상과의 관계에서 자신을 중
심에 두는 대신 미소 지으며 한번쯤은 바깥에서 자신을 바라본다는
것을 의미한다'라고 말합니다.

톨스토이는 우울증에서 벗어나는 유일한 방법을 "아주 단순한 방
법으로 누군가를 돕는 것이다. 그때그때 상황에 맞게 누군가를 위해
일하면 된다"라고 일기에 쓰기도 했습니다. 취미를 즐기면서 누군
가를 도와주면 좋겠습니다. 취미를 즐기면 창조력과 상상력이 풍부
해집니다. 어떻게든 제 기능들을 다시 정비해내는 것이 뇌라는 기관
의 특징입니다. 뇌의 탄력성은 무한합니다. 치매 약도 점점 좋아지
고 치료 프로그램도 다양하게 개발되고 있으니 긍정적인 자세로 겸
손하게 새로운 소망을 가지고 열정적으로 임하면 치매를 극복할 수
있을 것입니다.

두 살 때 소아마비를 앓은 후 혼자 힘으로는 설 수도 걸을 수도 없
었던 사람, 술 취한 아버지가 엄마에게 데려가면서 지금 당장 땅에
파묻어 버리라고 했던 사람, 평생 두 다리로 서 본 기억이 없는 사람
이 있었습니다. 바로 그 사람, 김인강 교수가 지은 《기쁨공식》을 읽
으면 어떤 육체의 질병이라도 새사람으로 거듭나면 하나님의 사랑
안에서 치유할 수 있음을 믿게 됩니다.

겸손하게 내려놓으면 행복을 더 쉽게 누릴 수 있습니다. 진정한

치유를 누릴 수 있습니다. 하나님 안에서 '불가능'은 없습니다. 내일은 치매의 원인인 스트레스를 관리하는 핵심, 기도와 명상을 중심으로 탐구 내용을 보내겠습니다.

치매로 의심되거나 진단받은 사람은 절망, 불안, 분노와 같은 부정적인 감정이 생길 것입니다.

심지어 죽음의 공포도 몰려올 것입니다.

일단, 치매증세가 있을 때는 조기 검진을 받고

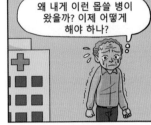

왜 내게 이런 몹쓸 병이 왔을까? 이제 어떻게 해야 하나?

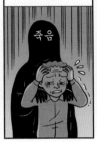

죽음

완치도 어려운데 치료하지 않고 그냥 살다가 죽어야지..

조기에 정확한 진단을 받으면 새로운 삶의 방식으로 치매를 극복할 수 있습니다.

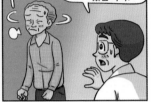

정확한 진단인지 꼭 확인할 필요가 있습니다. 치료될 수 있는 치매도 있고, 치매 진단법이 완벽하다고 볼 수 없으니까요.

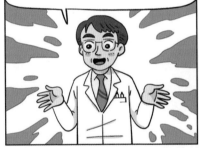

치매로 진단 받았다면 겸손하게 받아들이고 전문의의 처방에 따라 약 복용과 뇌재생 프로그램을 끈기와 믿음을 가지고 시행하여야 합니다.

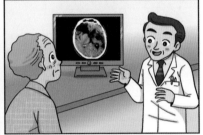

긍정적인 생각과 감사하는 마음으로 감당할 수 있는 범위의 즐겁고 다채로운 생활을 한다면 가족들과 행복한 삶을 이어갈 수 있습니다.

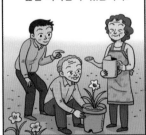

치매환자라면 내려놓아야 할 것도 많습니다. 내려놓고 자유로워진다면 마음의 평화가 찾아오고 새로운 소망과 열정이 생깁니다.

가벼워지니 열정이 새롭게 생기네.

권력

재산 욕망

자아

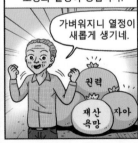

줄기세포 등 새로운 치료 프로그램들이 개발되고 있으니 치매를 정복할 수 있는 날이 곧 올 것이라 믿습니다.

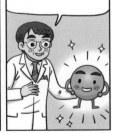

감사함으로 명상하고 기도하세요, 믿음으로 기적을 믿으세요

"주 안에 있는 나에게 딴 근심 있으랴 십자 가 밑에 나아가 내 짐을 풀었네. 주님을 찬송하면서 할렐루야 할렐루야 내 앞길 멀고 험해도 나 주 님만 따라가리."

항상 고맙고 든든한 당신에게

지난 삶에서 감사해야 할 일이 너무 많습니다. 매일 따뜻한 물로 샤워할 수 있고, 가까운 교회에 가서 예배드릴 수 있으며, 마음껏 큰 소리로 찬양하고 기도할 수 있는 것이 얼마나 감사한 일인지 알게 되었습니다.

목욕 시간에 소리 내어 찬송가를 부르니 이 세상에서 부러운 게 없습니다. 찬송이 이렇게 귀하고 좋은 줄을 이제라도 알았으니 감사 합니다.

치매 환자는 물론이고 치매 환자를 간호하는 가족들을 위하여 스트레스 관리는 매우 중요합니다. 다르마 싱 칼샤 박사가 고안한 스트레스 지표가 있는데, 스트레스 자극이 가장 큰 순서대로 나열하면 자식의 죽음(100), 배우자의 죽음(99), 생명을 위협하는 질병(95), 감옥수감(80)이라고 합니다. 여기에 개인지각 점수를 1부터 10까지로 해서 곱할 수 있게 하였습니다. 그러니까 스트레스 자극이 크더라도 개인지각 점수가 낮으면 스트레스 반응으로 인한 신체적 손상이 적다는 의미입니다.

스트레스란 스트레스 자극에서 파생되는 느낌을 말합니다. 스트레스 자극은 긴장감을 느끼게 하는 외부의 어떤 힘이라고 할 수 있습니다. 당신도 알겠지만 좋은 스트레스도 있습니다. 우리에게 스트레스가 전혀 없으면 싫증을 빨리 내게 되며 이 싫증이 곧 나쁜 스트레스가 될 수 있습니다. 스트레스 자극이 가해지면 우리의 뇌에서 아드레날린이 방출되어 혈압과 심장박동을 증가시키고 동맥을 수축시킵니다.

만약 스트레스 자극이 심하거나 지속되면 코티솔과 같은 부산피질호르몬이 분비되어 어느 순간 우리 몸을 해치는 상황으로 몰아갈 수 있습니다. 반면 약간의 스트레스는 뇌에도 좋은 작용을 합니다. 이런 스트레스는 뇌에서 노르에피네프린을 분비시키는데, 단기기억을 장기기억으로 저장되도록 하고 긍정적인 기분을 갖게 해줍니다.

그러므로 아무리 심한 스트레스 자극에 노출되었다고 하더라도 성공적인 스트레스 관리를 통해 좋은 스트레스 반응이 되도록 노력해야 합니다. 이렇게 되면 스트레스는 문젯거리가 아니라 의욕과 열정을 일으킬 수 있으며, 우리의 뇌는 새로운 수지상 돌기를 성장시키고 새로운 시냅스 연결 부위를 만들어 건강해질 수 있습니다. 그런데 스트레스 반응이 아주 강하거나 오래 지속되면 우리 몸은 항상성을 유지하는 데 실패하게 되어 신체 내의 모든 조직과 기관이 나쁜 영향을 받고 손상을 입게 됩니다. 고혈압이 올 수도 있고 심장병이 오기도 하며 암에 걸릴 수도 있습니다. 또한 질병의 악화 속도를 빠르게 할 수 있으며 질병에서의 회복도 지연시킵니다.

스트레스는 뇌에도 아주 나쁜 영향을 줍니다. 부신피질 호르몬인 코티솔이 과잉 분비되어 학습 능력과 집중력이 급감하며, 신경전달물질인 노르에피네프린의 결핍으로 우울증, 분노, 공포를 일으키고 어떤 일에도 즐거움을 느끼지 못하며 웃음이 사라집니다. 스트레스는 우리의 뇌파에도 영향을 미치는데 알파파나 세타파 대신 베타파가 주로 나타나게 됩니다. 베타파란 알파파와 세타파보다 학습이나 주의집중을 잘 못하게 만드는 흥분 긴장성 뇌파입니다.

일본의 하루야마 시게오 박사가 쓴 《뇌내혁명》을 읽어보면 알파파를 늘려주는 방법들이 나옵니다. 운동, 명상, 식생활인데 이번 편지에서는 명상에 대해 살펴보겠습니다. 하루야마 시게오 박사는 긍정의 법칙이라 할 수 있는 플러스 발상의 효과를 강조하기도 했습니다. 긍정적인 생각을 많이 하면 β(베타)-엔도르핀과 우리 몸에 좋은 호르몬들이 분비되어 정보가 잘 전달된다고 말하고 있습니다.

최근 스트레스가 알츠하이머병과 치매를 걸리게 하는 요인이며 질환의 진행속도를 빨라지게 한다는 연구 발표가 있었습니다. 북한의 김일성도 1980년대 후반 동구권이 몰락할 때 극심한 스트레스로 건강이 악화되었고, 루마니아의 독재자 차우셰스쿠가 민주혁명으로 총살당한 소식을 접했을 때는 한때 실어증까지 보였다고 합니다. 치매 없이 건강하게 오래 살고 있는 사람 중에 미국의 전직 대통령인 지미 카터가 있습니다. 김일성과 지미 카터의 삶을 비교해보면서 우리 인생의 방향을 다시 생각해볼 필요가 있습니다.

자, 그러면 스트레스 관리의 핵심인 명상에 대하여 알아보고 저의 체험을 포함하여 기도의 효과에 대하여 살펴보고자 합니다. 명상은 우리 몸과 마음에 이완 반응을 일으킵니다. 과학적으로도 증명되었다고 합니다. 이완 반응은 '생각하는' 신피질이 '정서적인' 변연계에게 휴식하라고 명령할 때 일어나는 반응인데, 그러면 변연계의 편도체와 해마는 평화로움을 가져오는 신경전달물질과 호르몬을 방출하는 시상하부에 메시지를 전달합니다. 그렇게 되면 뇌뿐만이 아니라 온몸이 이완상태로 바뀌게 됩니다.

기본적인 명상법을 소개합니다. 조용한 장소에서 새벽과 오후에 10~20분 동안 명상을 합니다. 시작하면 예정한 시간까지 멈추지 말아야 합니다. 편안하게 앉아서 머리에서 발끝까지 모든 근육을 의식적으로 이완합니다. 눈을 감고 편안한 자세로 호흡을 깊게 천천히 합니다. 마음에 떠오르는 모든 생각을 멈춥니다. 내면의 대화를 멈추고 계획도 세우지 말고 기억을 떠올리지도 말아야 합니다. 생각을 멈추고 고요해지기 위해 어떤 특정한 낱말이나 구절을 조용히 반복합니다. 이것을 만트라mantra라고 합니다. '평안' '사랑' 같은 평온하고 밝게 해주는 만트라를 사용합니다. '여호와는 나의 목자시니' '하나님' '아멘'과 같이 의미 있는 말을 사용하면 좋습니다. 생각이 저절로 떠오르더라도 너무 신경 쓰지 말고 '나는 이완하고 있어' 혹은 '사탄아 물러가라'라고 한 후 숨을 들이마시고 명상으로 돌아갑니다. 끝났을 때는 1~2분 동안 조용히 앉아 있다가 고요한 마음과 일상적인 마음을 서로 합쳐봅니다.

묵상기도를 이런 방법으로 해보면 좋겠다는 생각이 들었습니다. 명상의 방법으로 '자율훈련법'이 있습니다. 독일의 슐츠라는 사람이 창시한 일종의 자기 최면법으로 자율신경계의 기능을 해방시켜 명상상태에 이르게 하는 방법입니다. 《뇌내혁명》과 《치매 예방과 뇌장수법》에 소개되어 있어서 해보았는데 간단해서 쉽게 할 수 있었습니다. 요령 있게 잘하면 뇌내 좋은 물질들이 분비되어 질병 치료에서 스트레스 해소, 능력개발까지 폭넓게 활용할 수 있다고 하니 아이들에게도 알려주고 우리 가족 모두 하면 좋겠습니다.

　조용한 방에 눕거나 앉아 온몸의 긴장을 풀어줍니다. 1단계로 눈을 감고 팔과 다리가 무겁다고 상상하고 독백으로 들려줍니다. 가령 '오른손이 무겁다', '왼손이 무겁다', '오른발이 무겁다', '왼발이 무겁다' 하면서 천천히 독백을 합니다. 이 훈련을 되풀이 하다 보면 몸에서 기력이 쑥 빠져 나가는 기분이 드는 순간이 있습니다.

　이 훈련법을 첫 번째로 실시하는 이유는 인간은 잠자고 있을 때 긴장이 없어져서 몸의 무게를 느끼기 시작하기 때문입니다. 1단계의 목적은 우뇌가 활발하게 활동하도록 도와주는 것입니다. 2단계는 '팔, 다리가 따뜻하다'라고 상상하는 것입니다. 또는 '두 손, 두 발이 따뜻하다'고 고백합니다. 혼잣말로 고백하다 보면 진짜로 두 손과 두 발이 따뜻해집니다. 이 훈련을 할 때는 따뜻한 욕조 안에 들어가 있는 모습을 상상하면 효과가 더욱 좋습니다.

　자율훈련법은 6단계까지 있는데, 치매 관련해서는 2단계까지만 알아보았습니다. 자율훈련법은 끝마무리가 중요합니다. 먼저 손을 힘껏 움켜쥐었다가 다시 한 번 힘을 주어 움켜쥔 다음 두 손을 머리 위로 올리고 손뼉을 칩니다.

　명상은 신진대사를 느리게 하므로 신체의 산소 소비가 현저히 감소합니다. 잠자는 동안에는 산소 소비가 8퍼센트 정도 감소하지만,

명상을 하는 동안에는 10~20퍼센트나 감소한다고 합니다. 이러한 현상은 명상에 의한 깊은 이완상태와 전 신체조직에서 일어난 휴식을 의미합니다. 또한 명상은 스트레스 호르몬인 코티솔 생산을 감소시키는 효과가 있습니다. 명상에 관한 한 연구에 따르면, 지속적인 명상은 혈압, 청력, 시력에 강력한 개선 효과를 보인다고 합니다. 또한 5년 정도 꾸준히 명상을 실천한 경우 생물학적 연령이 실제 나이보다 12년 정도 젊어진다고도 합니다. 또 다른 연구에 의하면 명상을 한 불면증 환자들 중 75퍼센트가 정상적인 수면을 취할 수 있게 되었다고 합니다. 명상은 인지적 수행을 증가시키고 뛰어난 신체수행 능력을 갖게 한다고 합니다.

치매 환자와 가족을 포함하여 현대를 사는 모두에게 명상은 꼭 필요하다고 생각합니다.

이제 기도의 힘에 대하여 알아보려고 합니다.

요즈음 이곳에서 저를 만나는 사람들, 수용자, 구치소 직원, 면회 오는 분들 모두가 제 얼굴이 생기 있고 맑아졌으며 젊어졌다고 해서 기분이 참 좋습니다. 또한 편안해 보이고 즐거워 보인다고 합니다. 참 감사한 일입니다.

누군가 그 이유를 묻는다면 '기도의 힘'이라고 자신 있게 말할 수 있습니다. 구속되고 나서 검찰조사를 받으러 갈 때 수갑과 포승줄에

묶여서 갑니다. 아침에 출발할 때 묶고 검찰청 내 유치장에 대기할 때 풀고 다시 조사받으러 올라갈 때 묶고 조사받고 점심 먹으러 내려올 때 다시 묶고 늦은 밤까지 조사받을 때는 하루에 여섯 번을 수갑과 포승줄에 묶였습니다. 생전 처음 당해보는 참담한 상황에서 감방으로 돌아오면 화장실에 들어가 눈물을 쏟으면서 찬송가를 불렀습니다. 절망한 저를 구원해달라고 기도했습니다. 회개의 기도를 했습니다. 아침에 깨어나 잠자리에 들 때까지 끊임없이 기도했습니다. 꿈속에서도 기도했습니다. 간절히 기도했습니다. 그동안의 교만과 잘못된 행동을 회개하는 기도였습니다.

아침에 일어나서 세수하면서, 식사하면서, 대화를 나누면서, 성경을 포함한 책을 읽으면서, 걸어가면서, 운동하면서, 잠자리에 들면서 때와 장소를 가리지 않고 기도하게 되었습니다. 범사에 감사하게 되었고 마음의 즐거움으로 잘 웃게 되었고 겸손한 용기를 가지게 되었습니다. 잠을 잘 자게 되었습니다.

감옥살이는 앞에서 열거한 스트레스 자극 중에 네 번째로 강한 자극이었습니다. 생명을 위협하는 질병이 세 번째로 강한 스트레스였고요. 만일 의사에게 '당신의 치매는 치료하기 어렵습니다'라는 말을 들었다면 어떤 생각이 들까요? 바로 죽음을 생각하면서 큰 스트레스를 받을 것입니다. 환자 본인은 이루 말할 수 없는 스트레스가 찾아올 것입니다. 가족들도 그와 비슷한 스트레스를 받겠지요.

그럴 때 기도가 필요합니다. 기도의 힘을 믿고 모든 것을 내려놓고 기도할 수 있어야 합니다.

환자를 위해 주변의 많은 사람들이 중보 기도를 하는 경우가 많습니다. 그리고 그 기도가 응답받는 경우를 많이 봤습니다. 기도에는 힘이 있습니다. 간절한 기도에는 하나님이 반드시 응답해주시는 것도 믿어야 합니다. 많은 의사들은 기도의 힘을 믿지 않으며 플라시보 효과일 수 있다고 합니다. 하지만 기도의 힘에 대한 과학적 증거를 제시한 연구가 있습니다. 랜돌프 비드 박사는 393명의 심장병 환자를 대상으로 10개월 동안 기도에 관하여 연구하였습니다. 393명의 환자를 두 그룹으로 나누어 한 그룹은 외부의 기도단으로부터 기도를 받도록 하였습니다. 기도단은 환자의 이름, 병명 그리고 환자에 대한 간단한 설명을 들었습니다. 환자를 치료하는 의사나 간호사에게는 환자를 위해 기도하는 사람들이 있다는 것을 알려주지 않았습니다. 환자 1명을 위해 5~7명의 기도단이 매일 기도했습니다. 10개월이 지났을 때 기도를 받았던 환자 그룹에서는 항생제 요구가 5배나 감소하였고 심각한 폐수종 발생이 3배나 감소하였습니다. 기도를 받았던 환자 그룹에서는 인공호흡을 해준 경우가 한 건도 없었지만, 기도를 받지 않았던 그룹에서는 12명이나 인공호흡이 필요하였습니다.

앞에서 저도 기도로 마음의 평안이 오고 두려움이 없어지면서 잠을 잘 잔다고 했었지요? 수면이 왜 기억력에 중요한지 알아보겠습니다. 매일 밤 수면 중에 급속한 안구운동이 일어나는 이른바 역설 수면Paradoxical Sleep(렘수면)의 단계 동안 우리는 이미지들과 관념들을 받습니다. 그와 동시에 낮 동안에 우리를 속박하려고 했던 모든 것으로부터 벗어납니다. 와그너와 본 J. 등의 연구에 따르면 우리의 뇌는 밤의 전반부에 사실과 사건에 대한 기억을 굳힙니다. 활발한 안구운동을 보이는 수면이 두드러지는 밤의 후반부에는 새로운 기능과 감정에 관한 기억을 통합합니다. 밤의 후반부에는 우리 몸에서 스트레스 호르몬인 코르티솔의 생산이 크게 감소합니다. 그런데 기억을 정리하고 보관하려고 할 때 코르티솔이 증가하게 되면 기억을 정리하는 데 방해가 됩니다. 와그너 등의 연구팀은 밤의 전반부에 잠자고 있는 연구 참가자들에게 정맥주사로 코르티솔을 주입하자 사실과 사건에 대한 기억을 유지하는 능력이 심각하게 줄어들었습니다. 수면이 치매와 관계 있다는 연구 결과도 있습니다. 앞에서 살펴보았듯이 뇌에서 아밀로이드 플라크가 생기는 정도로 알츠하이머병의 위험성을 측정합니다. 연구자들이 알아낸 것은 사람이 깨어 있는 동안은 아밀로이드가 증가하고 잠이 들면 줄어든다는 사실입니다. 연구팀은 잠자는 동안 뇌가 스스로 아밀로이드를 제거할 수 있다고 추측하였습니다. 수면은 뇌의 가장 좋은 친구입니다.

내일도 스트레스 관리의 핵심, 기도에 대해서 전하겠습니다.

항상 저를 위해 기도하는 당신이 있어 든든하고 고맙습니다.

치매 환자는 물론이고 환자를 간호하는 가족들을 위해 스트레스 관리는 매우 중요합니다.

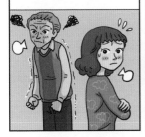

스트레스 자극이 가해지면 우리의 뇌는 아드레날린을 방출해 혈압과 심장박동을 증가시키고 동맥을 수축시킵니다.

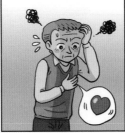

스트레스 자극이 심하거나 지속되면 코티솔과 같은 부신피질호르몬이 과잉 분비되는데

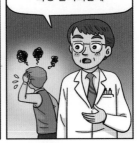

학습 능력과 집중력이 급감하며, 신경전달 물질인 노르에피네프린의 결핍으로 우울증, 분노, 공포를 일으키고 무엇에도 즐거움을 느끼지 못하며 웃음이 사라집니다.

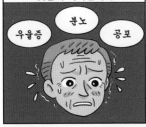

스트레스는 우리의 뇌파에도 영향을 미치는데 알파파나 세타파 대신 베타파가 주로 나타나게 됩니다.

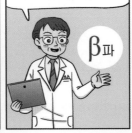

베타파는 학습이나 주의집중을 잘 이루어낼 수 없는 흥분 긴장성 뇌파입니다.

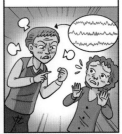

스트레스가 알츠하이머병과 치매를 걸리게 하는 요인이며 병의 진행속도를 빠르게 한다는 연구 결과도 나와 있습니다.

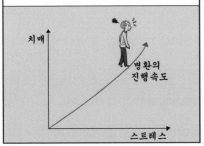

스트레스에 대처하는 방법으로 조용한 장소에서 새벽과 오후에 10~20분 동안 명상을 하면 좋습니다.

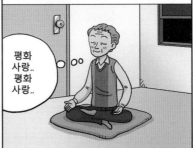

기도하면 마음에는 평화,
얼굴에는 웃음이 찾아옵니다

"내 기도하는 그 시간 그때가 가장 즐겁다.

이 세상 근심 걱정에 얽매인 나를 부르사 내 진정 소원 주 앞에 낱낱이 바로 아뢰어 큰 불행 당해

슬플 때 날 위로 받게 하시네."

오늘도 내게 기쁨과 용기를 주는 당신에게

이곳에서의 주말은 즐겁지 않습니다. 주말에는 당신의 얼굴을 볼 수 없어서입니다. 그리고 흙을 밟고 흙 내음을 맡을 수 있는 유일한 기회인 운동시간이 없기 때문입니다.

조금 슬픈 생각이 들 때면 바로 마음의 안테나를 주님께 돌리고 기도를 합니다. 예수님의 고난과 고통을 생각합니다. 저같은 죄인을 구원하여 주신 예수님께 감사가 샘솟고 성령님을 보내시어 저를 뜨겁게 불태워 정화케 하심에 기쁨의 눈물이 흐르고 즐거워집니다.

지난 편지에서 스트레스가 얼마나 우리의 뇌 건강에 나쁜지도 알아보았고 나쁜 스트레스를 해소하는 핵심으로서 '명상'을 권했고 '기도'가 얼마나 중요한지 이야기했습니다. 하루야마 시게오 박사의 《뇌내혁명》에는 명상법과 더불어 실내에서 할 수 있는 운동법이 소개되어 있습니다. 꼭 읽어보고 아이들과 함께 운동을 하기 바랍니다. 그가 강조하는 '플러스 발상'은 기도를 통해 예수님의 사랑하심을 우리가 기억하고 믿으면 저절로 됩니다. 책에서 소개하고 있는 플러스 발상의 효과를 읽어보면 도움이 됩니다.

'기도'를 하면 치매와 관련해서 정말 좋은 선물을 받게 되는데 기쁨이고 즐거움이고 웃음입니다. 그러면 왜 좋은지 알려주겠습니다. 치매를 촉발하는 원인 중의 하나로 '우울증'이 있습니다. 우울증은 여자는 10~25퍼센트, 남자는 5~12퍼센트로 유병율이 상당히 높은 대표적인 감정 장애입니다. 여성은 남성에 비해 우울증에 빠지기 쉽고 심각해지면 집중력 감퇴, 기억력 저하, 지각장애, 의욕감소 등의 증상이 오게 됩니다. 학자들은 우울증의 원인을 유전적인 요인, 특히 세로토닌 관련 유전자들의 이상에서 찾기도 하지만 무엇보다도 스트레스 요인이 매우 크다고 지적하고 있습니다.

현대인의 가장 많은 문제 중의 하나가 우울증입니다. 항우울제는 전 세계에서 가장 많이 처방되는 약물 중 하나입니다. 세로토닌은 뇌의 여러 가지 기능을 통합하고 조절하는 기능을 가지는 신경전달물질로서 우울증이 오면 노르에피네프린, 도파민, 아세틸콜린 등과 같은 여러 가지 신경전달물질의 이상 상태가 됩니다. 우울증으로 인해 습관적으로 화를 내거나 쉽게 짜증내고 스트레스를 관리할 수 없게 되면 심장병과 뇌졸중의 위험이 높아집니다. 그렇게 되면 당연히 치매 위험도 높아집니다. 우리가 만약 우울증 때문에 병원에 가면 대부분은 항우울제 처방을 받게 됩니다. 동시에 전문의의 지시에 따라 약물요법도 실시하게 됩니다. 하지만 약은 임시방편일 뿐입니다.

구약성경 잠언 17장 22절을 읽어봅니다. "마음의 즐거움은 양약이라도 심령의 근심은 뼈를 마르게 하느니라." 우울증의 진짜 치료제는 기쁨이요 행복입니다. 친구, 가족 또는 믿음이 가는 사람들과 유대관계를 맺고 대화를 하는 것으로 스트레스도 해소하고 우울증도 개선할 수 있습니다. 나를 믿어주고 응원하고 친밀한 사람들과 살아가면 외로운 사람들보다 더 건강하고 오래 산다는 연구 결과도 있습니다. 애완동물을 키우는 것도 좋습니다. 특히 강아지는 주인을 잘 따르고 애정 표현을 잘하는 편이라서 주인 입장에서도 자기를 사랑해주는 존재가 있음에 기쁘고 행복해집니다. 스트레스 자극에도 나쁜 영향을 받지 않습니다. 노인들도 사랑받고 있다고 느끼면 우울증에도 걸리지 않고 치매 위험도 낮아집니다. 진정한 효도란 마음에서 우러나는 부모님에 대한 사랑을 표현하는 것이라는 생각이 듭니다. 부모님이 치매에 걸려서 고생하시기 전에, 아니 치매에 걸렸다면 더욱 사랑을 표현하고 베풀어야 합니다.

자신이 사랑받는 존재임을 느끼는 가장 좋은 방법 중 하나는 바로 타인에게 사랑을 베푸는 것입니다. 타인에게 사랑을 베풂으로써 자신도 사랑받고 있음을 느끼기 때문입니다. 스트레스학의 대가인 한스 셀리에 박사는 이런 행동을 '이타적 이기주의'라고 불렀습니다. 개인 생활을 중시하는 요즘 같은 사회에도 가족 간에 사랑을 적극적으로 표현하는 일이 매우 중요합니다. 직접 표현하면 더욱 좋고, 전화나 문자로 때로는 편지로 사랑을 자주 표현하면 좋겠습니다. 함께 식사하는 자리를 자주 마련하는 것도 좋습니다.

또 우울증에서 벗어나려면 신체활동을 늘리면 좋습니다. 이곳 사람들이 가장 기다리는 시간은 면회와 운동 시간입니다. 면회를 통해 사랑을 주고받고 운동을 통해 스트레스를 풉니다. 운동은 스트레스에 대한 저항력도 키울 수 있으며 뇌의 성장도 돕습니다. 우울증이 왔을 때 마음껏 울고 소리치고 말로 표출하는 것도 좋습니다. 그런데 가족이나 다른 사람에게 표출하면 새로운 갈등을 야기할 수 있으니 아무도 없을 때 표출하는 것이 좋습니다. 우울증 걸린 사람이 웃을 일이 많아져 자주 웃게 되면 당연히 우울증에서 벗어날 것입니다. 여러 연구 결과 진짜 즐거워서 웃는 웃음이 아닌 거짓 웃음도 건강에 좋다는 보고가 있었습니다. 웃어야 합니다. 웃음은 뇌로 가는 혈류를 촉진시키기 때문에 웃으면 부교감 신경이 활성화되어 혈관이 확장되고 튼튼해집니다. 웃으면 건강해진다는 말이 그래서 있는 것입니다. 우리나라에도 지역마다 치매 데이케어센터가 운영 중이고, 웃음치료를 시행하고 있습니다. 많이 웃고, 다른 사람을 웃게 할 수 있는 마음의 상태는 '감사'라고 생각합니다. 감사하니까 지난 인생에서 만났던 분들이 소중하고 그동안 있었던 원망, 분노, 슬픔도 사라졌습니다. 웃음이 많아졌고 언제든지 웃음이 나올 준비가 되어 있습니다. 다른 분들과 대화를 잘할 수 있게 되었습니다. '감사'는 '겸손'에서 나옵니다. 범사에 감사한 마음을 가지니까 대화도 즐거워지고 뇌의 해마부위 세포도 활성화되고 증가합니다.《우아한 노년》에 나오는 주느비에프 수녀님의 말씀처럼 "기분 좋게 그리고 감사하며" 산다면 우리 삶에 웃음이 넘쳐날 것입니다.

지금까지 우울증이 오면 치매에 걸릴 위험도 높아지고 치매도 심해질 수 있음을 알려주었고 우울증의 원인 치료를 위한 친구, 가족과의 유대관계, 애완동물 같은 자기를 지지해주는 사랑을 강조하였고, 운동, 감정의 표출 그리고 웃음의 중요성을 설명하였습니다. 우울증이 왔다고 약을 바로 먹지 말고 다양한 방법으로 극복하려고 시도해보는 것이 좋습니다.

그런데 저는 이곳에서 우울증을 쉽고 확실하며 돈도 들이지 않고 치료하는 방법을 배웠습니다. 바로 '기도'입니다. 기도를 통해서 한

량없는 크신 사랑을 받고 있음을 알고 느끼며 살게 되었고 사랑을 줄 수 있게 되었습니다. 기도를 통해 저의 모든 고통과 어려움을 표출하고 눈물을 흘렸습니다. 기도를 통해 제가 연약하고 무능하다는 것을 자각하고 겸손해졌고 이런 볼품없는 존재를 사랑하고 구원해 주심에 감사하게 되었습니다. 감사한 마음으로 지내니까 기쁘고 즐거우며 많이 웃게 되었습니다.

안셀름 그륀의 《황혼의 미학》에 다음과 같은 내용이 나옵니다.

'치매에 대한 두려움은 "나는 과연 누구인가?"라는 질문에 직면하게 된다. 이는 이성적으로 사고하고 행동할 때만 소중한 존재인가? 깊은 내면에 있는 나의 진수는 모든 외적 요소가 사라진다 해도 계속 남아 있지 않은가? 치매에 걸린 사람들의 얼굴에도 가끔 인간의 명료하고 순수한 진수를 짐작하게 하는 어떤 빛이 감돈다. 거기에서 자아는 완전히 깨져 순수한 존재만 중요할 뿐이다. 노쇠함과 치매에 대한 두려움은 내가 가진 모든 것과 함께 하나님에게 나를 바치라고, 하나님은 선한 의지로 내 삶의 모든 시간에 나를 지탱해주고 계심을 신뢰하라고 요구하신다.'

기도하면 하나님께서 내 삶의 모든 시간에 나를 지탱해주고 계심을 믿게 됩니다. 예수님께서 동행하심을 확신하게 됩니다. 자신을 초월하게 되니 열정이 생겼습니다. 세상에서 나를 위한 명예·돈·권력에 대한 열정이 아니라 하나님을 기쁘게 하는 선한 일을 하고 싶은 열정이 생겼습니다. 이렇게 되면 그 어떤 스트레스 자극도 나쁜 스트레스 반응으로 나타날 수가 없습니다. 선한 일을 하고자 하는 열정으로 임하면 외국어를 배우거나 음악을 공부하거나 악기를 연주하거나 게임이나 운동을 할 때 집중하게 됩니다.

중국 한나라 경제와 무제 때의 장수인 이광의 활쏘기에 대한 일화는 유명합니다. 어두운 밤 호랑이인 줄 알고 온 힘을 다해 활을 당겼는데 알고 보니 바위였다는 것입니다. 놀라운 사실은 화살이 바위를 뚫고 들어간 것입니다. 정신을 집중하면 가능하지 못할 일이 없음을 알려주는 이야기입니다.

우리의 뇌는 예비인지능력을 가지고 있습니다. 자기를 초월하면 남은 삶에 대한 선한 열정을 가지게 됩니다. 선한 열정으로 진짜 자기가 가지고 있는 재능을 이용해서 하고 싶은 일, 다른 사람을 도와줄 수 있는 일을 하면 좋습니다. 늦었다고 생각하지 말고 정신적, 지적 자극을 지속적으로 줄 수 있는 공부를 하면 좋습니다. 외국어 공부를 해도 좋습니다.

1000억 개 이상의 신경세포가 있는 뇌, 매일 100억 개 이상의 시냅스를 생성하는 영유아기의 아기는 3세가 되면 성인보다 두 배나 많은 시냅스를 가지는 슈퍼 장사의 뇌가 됩니다. 기도로 자기를 초월할 때 우리는 어린 아이와 같은 순수함을 갖게 됩니다. 뇌 또한 건강하고 어린 뇌로 돌아갈 수 있습니다. 마가복음 10장 15절 '내가 진실로 너희에게 이르노니 누구든지 하나님의 나라를 어린아이와 같이 받들지 않는 자는 결단코 그곳에 들어가지 못하리라'라는 예수님의 말씀이 있습니다.

오늘의 편지를 마무리하고자 합니다. 치매를 예방하고 개선하기 위하여 스트레스 관리의 핵심으로서 명상과 기도에 대해 살펴보았습니다. 치매에 대해 걱정하는 분들께 자신 있게 말씀드릴 수 있습니다. 치매의 진정한 치료제를 우리는 알고 있습니다.

'항상 기뻐하라. 쉬지 말고 기도하라. 범사에 감사하라(데살로니가 전서 5장 16~18절).'

햇살이 따사롭게 다가와 속삭입니다. 당신에게 내 사랑을 실어 따뜻하게 전해주기를 기도합니다.

치매의 원인 중에
우울증이 있습니다.
대표적인 감정 장애입니다.

학자들은 우울증의 원인을
유전적인 요인에서 찾기도
하는데 무엇보다 스트레스가
중요 요인이라고 지적합니다.

우울증에 의해 습관적으로
화를 내거나 스트레스를
관리할 수 없게 되면 심장병과
뇌졸중의 위험이 커지며
당연히 치매 위험도
높아집니다.

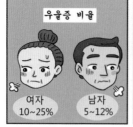

우울증 비율

여자
10~25%

남자
5~12%

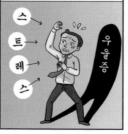

스
트
레
스

우
울
증

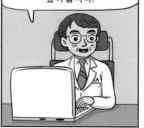

우울증의 치료로 약물요법이
많이 사용되는데 이는
임시방편입니다. 자연적인
방법으로 탈출하도록 시도해
보는 것이 좋습니다.

우울증의
진짜 치료제는
기쁨이요
행복입니다.

친구, 가족 또는 믿음이 가는
사람들과 유대관계를 맺고 대화를
많이 하면 스트레스를 해소하고
우울증도 개선할 수 있습니다.
애완동물을 키우는 것도 좋습니다.

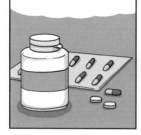

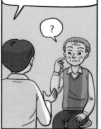

?

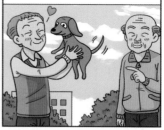

웃음치료도 있습니다. 웃음은 뇌로 가는 혈류를
촉진시키는데, 웃으면 부교감 신경이 활성화되어
혈관이 확장되고 튼튼해집니다
(치매 데이케어센터가 지역마다 운영 중인데
웃음치료를 시행 중입니다.)

돈도 안 들이면서 손쉽고 확실하게 우울증을
치료하는 방법으로 '기도'가 있습니다. 열심히
기도하면 한량없이 크신 주님의 사랑을 받고
있다는 것을 느끼게 됩니다.

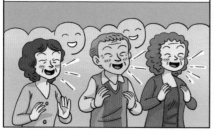

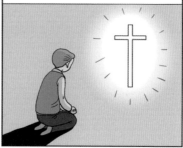

잘 듣고, 많이 읽고 외우는 뇌 운동하세요

점심 식사는 맛있게 했습니까?

아이들과 함께 즐거운 대화를 나누면서 식사했기를 바랍니다.

수녀원에서 치매에 걸린 수녀님들이 기억이 온전한 수녀님들과 따로 식사를 하다가 같은 장소에서 함께 식사를 하니 대화가 많아지고 분위기도 좋아졌다고 합니다. 나중에 검사해보니 치매에 걸린 수녀님들의 인지기능과 기억력이 좋아졌다고 합니다. 이곳에서 나가 우리 가족이 함께 집에서 식사하는 모습을 상상하니 즐겁습니다.

이번 편지에는 우리와 같이 뇌 속에 치매의 싹이 존재하는 40~50

대의 사람들을 위해 미리 대처하는 방법을 알아보고 청력과 치매의 관계를 설명하겠습니다.

마쓰바라 에이타가 지은 《치매의 싹을 뽑아내라》에 보면 '치매의 싹 체크리스트'가 있습니다. 이곳에 오기 전과 지금의 상태가 너무 달라서 깜짝 놀랐습니다.

여기에서의 생활이 뇌를 젊게 만들어준 것 같아 감사합니다. 10개 문항 가운데 이전에는 해당사항이 6개나 되었는데, 지금은 1개로 줄었습니다. 여기에 오지 않았다면 곧바로 전문의와 상의할 단계가 되었을지도 모릅니다.

당신도 체크해보기 바랍니다. 이제 우리도 인지운동을 통해 뇌세포들을 서로 연결시키는 다리인 시냅스를 강화시킬 수 있습니다. 뇌는 끊임없이 환경과 상호작용을 합니다. 환경에 의한 뇌 구조와 기능의 변화를 '신경가소성'이라고 합니다. 신경가소성은 영유아의 뇌 발달에 지대한 영향을 미치며 성인에게도 가소성의 효과는 유효합니다.

그러니까 재미있는 정신활동을 해서 뇌를 자극하는 습관을 만들어야 합니다. 신문, 책, 잡지를 읽고 화투, 카드놀이 등을 즐기세요. 박물관에도 가고 텔레비전을 보거나 라디오를 듣는 것 같은 간단한 정신활동이라도 자주 해서 습관이 되도록 하면 좋습니다. 텔레비

※치매의 싹 체크리스트

□ ❶ 같은 질문이나 이야기를 반복하는 일이 늘었다.

□ ❷ 물건을 둔 장소나 문단속을 깜박하는 일이 부쩍 늘었다.

□ ❸ 사물의 이름 대신 '그거'로 대신하는 '그거 증후군'이나 '얼굴은 기억나는데 이름이 떠오르지 않는다'는 일이 부쩍 늘었다.

□ ❹ 일에 통 '의욕'이 생기지 않으며, 취미 생활도 금방 싫증을 내거나 관심을 갖지 않는다.

□ ❺ 예전과 달리 치장에 관심이 사라졌다. 혹은 의상이나 액세서리 등 패션에 무감각해졌다.

□ ❻ 대충대충 치우거나 하다가 마는 일이 잦다.

□ ❼ 두 가지 일을 동시에 진행하면 한쪽은 반드시 실수한다.

□ ❽ 이전보다 자주 화를 낸다.

□ ❾ 젓가락질이 서툴어지거나 음식물을 흘리는 일이 늘었다.

□ ❿ 식탁에 앉으면 아무 말 없이 바로 먹기 시작한다.

이상 열 가지 항목에 대해 해당되는 숫자로 다음처럼 판단한다.

　　　3개 이하 --- 아직은 안심

　　　4~7개 --- 평소와 달라 증후군

　　　8개 이상 --- 곧바로 전문의와 상의할 것

– 《치매의 싹을 뽑아내라》 p.30

전을 보는 것보다 라디오를 듣는 것이 더 좋습니다. 연구 결과에 따르면 4년 동안 이런 정신활동을 꾸준히 한 사람들은 정신적 자극을 아주 적게 받은 사람들에 비해 알츠하이머병 발병 위험이 약 3분의 2까지 줄어들었다고 합니다.

특히 독서를 권하고 싶습니다. 연구 결과를 보더라도 집중해서 책을 읽을 때는 언어영역뿐만 아니라 감정과 기억, 심지어 신체동작이나 촉감과 관련된 뇌 영역까지 활성화됩니다. 재미있는 책을 읽어야 합니다. 재미를 느끼면 집중력이 좋아져서 기억도 잘됩니다. 당신이 성경 통독을 시작했다는 이야기를 들으니 기쁩니다.

예전에는 신약성경을 주로 읽었고, 띄엄띄엄 읽었었는데 요즘은 구약성경을 집중해서 읽으니 매우 재미있고 흥미진진합니다. 반복해서 읽어도 새로운 깨달음이 생깁니다. 요나서와 욥기를 읽으면서는 고난으로 거듭나는 요나와 욥의 기도가 마음으로 스며들고, 예레미야서는 말씀 한 구절 한 구절이 뼛속까지 박히는 것을 느낍니다. 시편을 통해서는 시편을 쓴 기자들의 상황과 마음이 내 마음에도 그대로 전해져옵니다. 그래서 신학을 공부하겠다고 마음먹었습니다. 이렇게 흥미진진하고 재미있는 걸 왜 진작 몰랐을까요? 이종윤 목사님께서 선물해주신 《우리의 삶과 함께하는 기독교 강요》를 읽으면서는 참으로 행복했습니다. 고인이 되신 배형규 목사님이 칼빈의 《기독교 강요》를 열 번이나 읽을 정도로 푹 빠진 이유를 알 것 같습니다.

뇌를 자극하는 활동의 하나로, 외국어 공부도 권합니다. 2개 국어를 하는 성인은 기억력에 문제가 나타나는 시기를 5년 정도는 늦출 수 있다고 합니다. 다른 연구에서는 2개 국어보다는 3개 국어, 3개 국어보다는 4개 국어를 하는 것이 더 낫다고 합니다. 실제로 그 언어를 사용하는 것이 중요합니다. 죽을 때까지 배워야 한다는 옛말처럼 학습을 게을리하지 않고 계속하면 오랫동안 뇌가 젊음을 유지할 수 있습니다.

성경을 읽고 공부하면서 외워보면 좋을 듯합니다. 함께 외울 구절도 생각해보지요. 우선 시편 119장을 함께 외웠으면 합니다. 우리가 자주 부르고 좋아하는 찬송가도 가사를 외우고 함께 부르면 좋겠습니다.

다음은 청력과 치매에 대해 탐구한 것을 알려드리겠습니다. 듣지 못하는 것과 보지 못하는 것 중에서 어느 쪽이 더 불행할까요? 2002년 존스나 2006년 브뤼게망 등의 연구 결과에 의하면 청각장애인들이 시각장애인들보다 주관적인 삶의 질에서 더 낮은 경향을 보였다고 합니다. 헬렌 켈러는 듣지 못하는 어려움을 이렇게 표현했습니다. '듣지 못하는 것은 보지 못하는 것보다 더 불행하다. 왜냐하면 보지 못하는 것은 사물로부터 나를 고립시키지만 듣지 못하는 것은 사람

들로부터 나를 고립시키기 때문이다.'

청각 정보는 양쪽 귀에서 가까운 측두엽에서 처리합니다. 소설 《뇌》에서는 우리의 뇌가 소리를 듣는 과정에 대해서도 쉽게 설명을 해주고 있습니다. 당신이 '여보'라고 부르면 소리의 파동이 고막을 진동시킵니다. 고막 뒤에는 고실(공기로 채워진 빈 공간)이 있습니다. 고실 안에는 귓속뼈 세 개가 관절로 서로 연결되어 있습니다. 맨 앞의 망치뼈는 고막에 붙어 있어서 고막의 진동은 그대로 전달됩니다. 이 진동은 다음 뼈인 모루뼈에 전달되고 다시 모루뼈는 맨 끝의 뼈를 움직입니다. 이 셋째 뼈는 생김새가 말을 탈 때 발을 디디는 장치인 등자를 닮았다고 해서 등자뼈로 불립니다. 이 세 귓속뼈가 소리 자극을 기계적으로 증대시킴으로써 목소리가 증폭되며 파동은 속 귀로 전달됩니다. 속 귀에는 달팽이처럼 생겼다고 해서 와이각(달팽이)이라 불리는 기관이 있습니다. 섬모가 달린 1만 5천여 개의 신경 세포를 품고 있는 이 기관이 바로 진짜 청각 수용기입니다. 파동은 여기서부터 전기 신호로 변화되어 청각신경을 타고 거슬러 오르다가 대뇌관자엽(측두엽)의 가로관자 이랑에 도달하는데, 거기에는 각각의 소리에 하나의 의미를 부여하는 소리사전이 있습니다. 참으로 신비합니다.

하나님의 창조 섭리는 신묘막측神妙莫測합니다. 시편 139장 14절에 "내가 주께 감사하옴은 나를 지으심이 신묘막측하심이라"라는

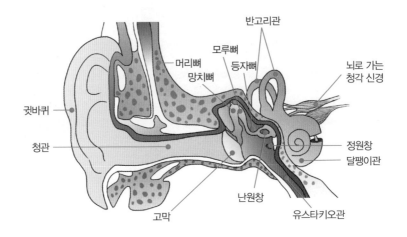

그림 1-2 **청각의 구조**

반고리관
모루뼈
머리뼈 등자뼈
망치뼈
뇌로 가는
청각 신경
귓바퀴
청관
정원창
달팽이관
난원창
고막
유스타키오관

말이 있습니다. '신묘막측'은 '감히 헤아릴 수 없을 정도로 신기하고 오묘하다'는 뜻입니다. 저는 인체를 탐구할 때마다 이 말이 떠오릅니다.

청각 정보를 처리하는 뇌부위인 측두엽은 정서의 중추이기도 합니다. 그런데 여러 연구 결과 청력 상실이 치매의 발병과 관련이 있다는 것이 발표되고 있습니다. 노인은 청력 상실이 심해질수록 치매의 위험이 증가된다고 합니다. 미국 존스홉킨스 의학 연구소 프랭크 박사팀이 10년 이상 진행한 연구에 의하면 청력 상실 정도가 심할수록 치매 발병이 증가하였고, 특히 알츠하이머병의 발병 위험은 청력 상실 정도에 따라 증가하였습니다. 왜 청력 상실 시 치매가 증가하는지는 아직 구체적으로 밝혀지지는 않았지만, 꼭 기억했으면 합니다.

우리 자신뿐만 아니라 어르신들의 청력 검사를 정기적으로 실시하여 조기에 치료를 받도록 해야 합니다.

소음이 심한 환경에 노출되어 있다면 우리의 청력을 보존할 방법도 연구해야 할 것 같습니다. 조용한 분위기를 조성하도록 노력해야겠습니다.

내일은 절제 있고 검소한 영양과 식사가 치매에 미치는 영향을 알아보겠습니다.

뇌 속에 치매의 싹이 존재하는 40~50대는 재미있는 정신활동을 해서 뇌를 자극하는 습관을 만들어야 합니다.

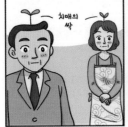

신문, 책, 잡지를 읽고 박물관에도 가고 텔레비전을 보거나 라디오를 듣는 것 같은 간단한 정신활동이라도 자주 해서 습관이 되도록 하면 좋습니다.

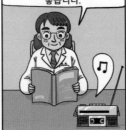

특히 독서는 언어영역뿐만 아니라 감정과 기억, 신체동작이나 촉감과 관련된 뇌 영역까지 활성화시켜 줍니다.

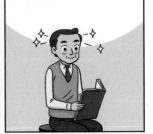

정신활동을 꾸준히 한 사람들은 정신적 자극을 아주 적게 받은 사람들에 비해 알츠하이머병 발병 위험이 약 3분의 2까지 줄어들었다고 합니다.

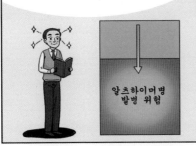

알츠하이머병 발병 위험

치매와 관련해서 청력도 매우 중요합니다. 여러 연구 결과 청력 상실이 치매의 발병과 관련이 있다고 합니다.

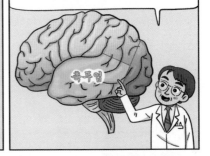

측두엽

청력 상실 정도가 심할수록 치매 발병이 증가하였고, 특히 알츠하이머병의 발병 위험은 청력 상실 정도에 따라 증가되었습니다.

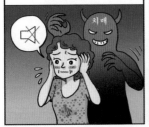

치매

청력 검사를 정기적으로 실시하여 조기에 치료를 받도록 해야 합니다.

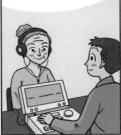

소음이 심한 환경에 노출되어 있는 우리는 조용한 분위기를 조성하도록 노력해야겠습니다.

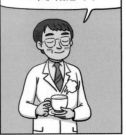

겸손과 순수함이 우리의 뇌를 바꿉니다

"빈들에 마른 풀 같이 시들은 나의 영혼 주님의 허락한 성령 간절히 기다리네. 가물어 메마른 땅에 단비를 내리시듯 성령의 단비를 부어 새 생명 주옵소서."

여보!

시간은 참으로 잘 흐르고 흘러서 때로는 마르지 않는 샘물과도 같고, 때로는 붙잡고 싶어도 잡을 수 없는 가을 하늘 같습니다.

가끔은 제가 여기에 있다는 사실이 믿기지 않기도 하고 먼지와 같은 짧은 인생을 살면서 참 힘든 경험을 하는구나 싶어 신기하기도 합니다. 새벽기도 중 하루 금식해야겠다는 생각이 들어 세 끼 식사를 금식했습니다. 금식을 하면 육체에 에너지가 감소하면서 영혼은 욕심에서 자유로워지고 하나님을 더욱 경외하는 마음이 생깁니다.

김인강 교수님의 《기쁨공식》을 정독하였습니다. 저 자신의 기억들이 떠올라 눈물이 많이 났습니다. 평소에는 전혀 기억나지 않았던 아주 오래 전의 기억들까지 떠올라 이곳에 있는 동안 기억력이 많이 좋아진 것을 깨달았습니다. 너무 좋아서 웃음이 나왔습니다. 금식을 하면 감정도 차분해짐을 느끼곤 합니다. 뇌에서도 변화가 있음을 느낄 수 있는데, 아마 뇌 속 도파민 분비도 감소했을 겁니다.

아무리 변화된 삶을 살겠다고 다짐하더라도 실제 행동으로 변화되지 않으면 아무 소용이 없습니다. 이곳에서 감사와 기도로 변화되어 거룩한 생활습관을 만들고 앞으로는 진정한 사랑으로 봉사의 인생을 살아갈 것입니다.

긴 시간을 돌아보니 '교만은 패망의 선봉'이라는 말씀이 뼈에 사무쳤습니다. 초등학교, 중학교, 고등학교, 대학교, 사회생활을 되돌아보니, 충청도 촌놈이 시골에서 서울로, 서울에서 뉴욕으로, 한국에서 전 세계로 나아가면서 이름을 날릴 수 있었던 것은 순전히 '겸손'할 줄 알았기 때문이었습니다. 처음에는 어느 곳에서든 낮게 출발했기에 겸손만이 살아갈 방법임을 알았고, 그렇게 3년 정도 지나면 인정받고 높은 자리에 올랐던 것 같습니다. 서울대학교 입학, 수의학 전공, 직장생활, 알앤엘생명과학 창업, 그리고 알앤엘바이오까지의 작은 성공도 촌놈의 순수함과 겸손이 있었기에 가능했던 일입니다. 그런데 작은 성공 뒤에 왜 큰 실패가 찾아왔을까를 생각해보니 '교만' 때문입니다. 교만해지니 순수함과 겸손도 잃었습니다. 낮은 자세로 임하는 것도 잊었습니다.

교만함이 넘칠 때 하나님은 저를 이곳으로 보내셔서 눈물로 회개하게 하시고, 다시 감사하게 하셨습니다. 다시 겸손할 수 있게 기회를 주셨습니다. 이런 기회를 주심에 얼마나 감사한지 모릅니다.

사마천의 사기에 보면 전설적인 명의 편작이 나옵니다. 편작은 창공과 함께 진나라 명의로 불린 인물입니다. 편작은 그가 지은 '맥서'에서 여섯 가지 불치병을 언급했습니다. '교만하여 병의 근원을 논하지 않는 것이 첫 번째 불치병이요, 몸을 가볍게 알고 재물을 소중히 여겨 병을 치료하지 않는 것이 두 번째 불치병입니다. 옷을 입고 음식 먹기를 적절히 행하지 못하는 것이 세 번째 불치병이요, 양과 음이 오장에 함께 있어 기가 안정되지 않는 것이 네 번째 불치병이요, 몸이 피폐해질 대로 피폐해져 약을 복용할 수 없는 것이 다섯 번째 불치병이요, 무당의 말만 듣고 의원을 믿지 않는 것이 여섯 번째 불치병이다. 이중에서 하나만 있어도 병을 치료하기 어렵다'. 공감이 가는 면이 많습니다. 여섯 가지에 해당되지 않도록 하면, 즉 거꾸로 하면 질병을 극복할 수 있겠다는 생각이 듭니다.

기독학술원 이흥순 장로님 말씀처럼 한 손에는 성경, 한 손에는 줄기세포를 들고 치매, 뇌성마비, 파킨슨병, 그리고 중증자가면역병 환자들이 회복되어 하나님께 감사드릴 수 있도록 겸손하게 정진할 것입니다.

치매에 대해 탐구하면서 치매를 예방하거나 치료하기 위해서도 겸손해져야 하며 순수해져야 한다는 것을 알게 되었습니다.

우리가 기억하지 못하는 영아기의 순수함으로 돌아가야 하며 누군가 도와주지 않으면 아무것도 할 수 없었던 아기 때의 겸손함으로 돌아가야 합니다. 겸손해지면 지금의 생활습관을 바꿀 수 있습니다. 의사의 지시도 잘 따르게 되고 감사한 생활로 바뀌니 기쁨과 웃음이 많아집니다. 가족이나 동료들에게 분노하거나 화도 내지 않게 되고 나보다 남을 낮게 여기게 되니까 질투나 시기도 생기지 않습니다.

순수해지면 몸과 마음에 나쁜 죄악이 없어집니다. 불순물이 사라지니 우리 뇌의 세포가 재생되고 시냅스가 강화될 수 있습니다.

하나님 은혜로 치매 치유의 믿음을 가지는 우리가 되기를 기도합니다.

'교만은 패망의 선봉'
이라는 말이 있습니다.

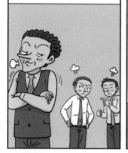

충청도 시골에서 올라와 서울대학교
입학, 수의학 전공, 직장생활,
창업까지 제가 작은 성공을
이룰 수 있었던 요인은
겸손과 촌놈의 순수함이었습니다.

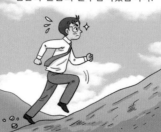

작은 성공 뒤에 실패를
겪으면서 그 원인을
알게 되었습니다.
'교만' 때문입니다.
교만해지니 순수함도
잃었습니다.

치매에 대해 탐구하면서
치매 예방과 치료를
위해서도 겸손해져야 하고
순수해져야 한다는 것을
알게 되었습니다.

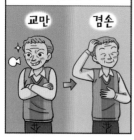

겸손해지면 지금의
생활습관을 바꿀 수 있습니다.
의사의 지시도 잘 따르게 되고
감사한 생활로 바뀌니
기쁨과 웃음이 많아집니다.

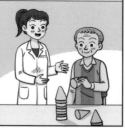

가족이나 동료들에게 화도
내지 않게 되고 나보다 남을
귀하게 여기게 되니까 질투나
시기도 생기지 않습니다.

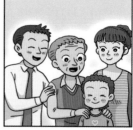

그리고
예수님에게 내 전부를
의지해야 합니다.
그러면 치매의 감옥에
있어도 걱정할 것이
없어집니다.

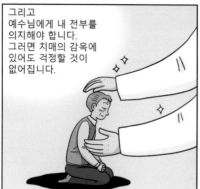

한 손에는 성경, 한 손에는 줄기세포를 들고
치매, 뇌성마비, 파킨슨병 환자들이 회복되어
하나님께 감사드릴 수 있도록 겸손하게
정진하겠습니다.

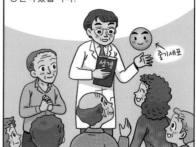

뇌 건강을 위해
피해야 하는 음식을 기억하세요

내 영원한 사랑, 당신에게

이곳에서는 기억력이 좋아야 합니다. 공동으로 또는 정기적으로 생활에 필요한 서비스가 제공되는데 자칫 잊어버리고 때를 놓치면 한 달을 기다려야 합니다. 같은 방에 있던 분이 맛동산이라는 과자를 먹고 싶어서 한 달이나 기다린 후 잔뜩 주문했는데(저도 스무 봉이나 주문했습니다) 몇 봉지 먹지 못하고 다른 방으로 이사를 갔습니다. 그 과자를 볼 때면 그분 생각이 나서 웃음이 절로 나옵니다. 이곳에는 깜빡 잊어버리는 일이 생기면 동료들이 사랑을 베풀 기회가 생

겁니다. 다른 사람이 대신 해줄 수 있으니까요.

　오늘은 치매를 예방하거나 뇌 건강을 위해서 피해야 할 음식을 중심으로 알아보려고 합니다. 술, 담배를 포함해서 말입니다. 참으로 신기하게도 치매에 걸리는 원인이나 감옥에 오게 되는 이유가 비슷함을 발견하게 되었습니다. 일상의 죄와 악의 유혹에서 벗어나지 못했기 때문이라는 생각이 듭니다. 물론 자신의 잘못이 아닌 억울한 경우도 많습니다.

　현직 판사가 감옥에 들어온 적이 있다고 합니다. 그분 말씀이 자신이 재판장으로서 피고인을 볼 때는 솔직히 선입견을 가지고 봤는데, 자신이 막상 피고인이 되어 감옥에 와보니 사람마다 나름대로의 사정이 있고, 때로는 정말 억울한 경우도 많다는 것을 알게 되었다고 하더군요. 그분은 지금 변호사로 활동하면서 억울한 사람들을 위해 열심히 노력하고 계실 것 같습니다.

　치매에 걸리는 것이 자신의 잘못이 아닌 경우도 있습니다. 환경의 영향을 받거나 교통사고에 의한 뇌 손상 때문인 경우도 있기 때문입니다. 그럼에도 대부분은 자신의 잘못 때문입니다. 그런데 문제는 그 잘못이 의도적인 것이 아니라 잘 몰라서인 경우가 많습니다. 남들도 다 그러니까, 너무 바빠서 챙기지를 못하니까, 잘해보려고 했는데 중도에 그만두니까, 잘 모르면서 남들이 좋다고 해서 결정하니까, 좋은 의도인데 과도함으로 인해 문제가 생깁니다.

진짜 중요한 것은 '더 늦기 전에 변화되어야 한다'는 것입니다. 이곳에서 치매에 대해 탐구하면서 '더 늦기 전에 삶이 변화되어야 한다'는 것을 알게 되었습니다. 치매의 원인이 되거나 약화시킬 수 있는 요인을 피해야 합니다. 억지로 피하는 것이 아니라 즐겁게 자유의지로 물리쳐야 합니다.

지난번에도 강조했지만 뇌졸중은 치매의 중요한 원인이 됩니다. 뇌졸중 예방을 위해서 피해야 할 것이 고혈압과 당뇨병과 같은 생활습관성 질병입니다. 고지혈증도 피해야 합니다. 비만인 분들은 체중을 줄여야 합니다. 체중만 줄여도 혈압을 낮출 수 있고, 당뇨에 걸릴 위험도 줄어듭니다. 최근 들어 만성 신부전증 환자가 급증하고 있고, 1인당 진료비도 높아지고 있습니다. 무엇보다도 신장이 망가지면 최후의 수단으로 신장 이식을 해야 하는데, 기증받을 수 있는 장기는 턱없이 모자랍니다. 당연히 생명이 위험한 상태까지 가게 됩니다. 만성신부전증도 고혈압, 당뇨병을 잘 관리 못해서 발생하는 경우가 대부분입니다. 더 늦기 전에 당뇨, 고혈압, 고지혈증을 피하고 물리쳐야 합니다.

그 다음으로 끊어야 할 것이 담배입니다. 담배도 뇌졸중의 주범입니다. 흡연을 시작해서 30년 정도 지나면 알츠하이머병 위험이 250

퍼센트 증가합니다. 중년에 흡연한 사람이 노년에 기억력 장애가 올 확률이 37퍼센트 더 높다는 보고도 있습니다. 담배를 피우면 피도 끈적끈적해지고 몸속 유해 산소도 늘어나면서 염증 반응이 생겨서 신경세포가 퇴화됩니다.

이곳에서는 흡연이 금지되어 있어 건강에는 참 좋은 것 같습니다. 간접흡연으로 인한 피해도 없습니다. 같은 방 동료가 1982년에 서울대학교에 함께 입학한 동창입니다. 그는 이곳으로 왔을 때 금단현상 때문에 매우 힘들어했습니다. 제가 '자네는 자연스럽게 담배를 안 피우게 되었으니 치매에 걸릴 위험 하나를 제거했고, 뇌졸중 위험도 줄일 수 있으니 잘된 거야. 이참에 완전히 끊으면 좋을 거야'라고 이야기해주었더니 본인도 그렇게 하겠다고 하더군요. 25년 동안이나 담배를 피웠고, 지난 2년 동안은 매일 50~60개비를 피웠다고 합니다. 몸에 문제가 생기고 있음을 자각하면서도 업무 과중과 스트레스를 습관적으로 담배를 피우면서 위로했다고 하네요. 이 친구에게는 이곳에 온 것이 건강을 위해서는 다행이라는 생각이 들 정도입니다.

다음은 과음입니다. 술을 많이 마시면 뇌세포가 죽습니다. 당연히 기억력이 떨어집니다. 뇌 촬영을 해보면 좌우 뇌를 연결하는 뇌량(뇌 대들보)의 크기가 감소합니다. 여기에서는 술도 금합니다. 스트레스를 잘 관리하고 운동을 지속적으로 하면 이곳은 영혼과 육체를 동시에 힐링할 수 있는 장소가 되는 셈입니다.

또 피해야 할 것이 유해한 중금속입니다. 우선 구리를 많이 섭취하면 위험합니다. 2006년에 모리스 MC 등이 발표한 연구 결과에 따르면 포화지방(나쁜 지방)이 많이 함유된 음식에 구리의 양도 많으면 인지기능에 있어서 구리 섭취가 낮은 경우에 비해 노화가 19년 더 진행된 정도로 나빠졌습니다. 브레워 GJ 등이 2009년 발표한 연구 결과에 의하면, 알츠하이머병과 관련이 있는 ApoE라는 유전자와 구리 사이에 연관성이 있다고 합니다. ApoE에 의해 만들어진 단백질과 구리의 유해 작용으로 활성산소가 많이 생겨 뇌 손상이 오게 된다는 것입니다. 구리의 1일 권장량은 0.9밀리그램입니다. 그런데 간Liver 요리에는 구리가 많이 함유되어 있습니다.

철이나 아연도 너무 많이 섭취하면 뇌에 손상을 줄 수 있습니다. 구리와 철은 뇌 손상을 일으킬 수 있는 활성산소의 발생을 유발할 수 있고, 아연은 베타아밀로이드 단백질이 서로 응집해서 플라그를 생성하도록 조장하는 것으로 보입니다. 고기에 들어 있는 헴철은 우리 몸에 계속 흡수되어 뇌에 악영향을 줍니다. 1일 권장량은 성인 남성과 50세 이상 여성은 8밀리그램, 19~50세 여성도 18밀리그램이며, 아연의 1일 권장량은 남성이 10~11밀리그램, 여성이 8밀리그램입니다. 이들 금속이 과도하게 우리 몸에 들어오는 것을 피해야 합니다.

그리고 알루미늄에도 관심을 가져야 합니다. 영국, 프랑스, 캐나다 등의 연구진들의 연구 결과에 따르면 알루미늄을 많이 섭취하면 알츠하이머병의 위험이 매우 높아진다고 합니다. 물론 그렇지 않다는 연구 결과도 있긴 합니다. 하지만 우리 몸에 필요한 알루미늄 양이 0이라는 것을 생각해보면 알루미늄은 가능한 한 피해야 합니다. 가공식품이나 베이컨파우더 등을 살 때 알루미늄이 들어 있지 않은지 꼭 확인하기 바랍니다. 조리기구와 그릇을 고를 때도 구리, 아연, 알루미늄이 포함되어 있는지 확인해야 하고, 알루미늄 캔에 들어 있는 탄산음료도 되도록 피하는 것이 좋습니다. 영양제를 선택할 때는 미네랄이 들어 있지 않은, 즉 비타민만 함유되어 있는 영양제를 찾으세요. 수은도 뇌에는 해가 될 수 있어 참치를 너무 많이 먹는 것도 좋지 않습니다.

치매와 관련해서 특히 피해야 할 것으로, 나쁜 지방성분이 많이 함유된 식품입니다. 중년의 나이를 지나는 시기에는 육식을 가까이 하지 않는 것이 좋습니다. 미국 로마린다 대학의 지엠 P 등 연구자들이 1993년에 보고한 바에 따르면 동일한 지역에 사는 사람들을 대상으로 채식하는 집단과 육식을 주로 하는 식사를 하는 집단으로 나누어 관찰한 결과, 채식하는 사람들이 육식을 주로 하는 사람들에 비해 알츠하이머병 발병 가능성이 3분의 1밖에 되지 않았습니다. 또 다른 연구 결과 포화지방을 4년 동안 매일 25그램을 섭취하면 절반 정도의 포화지방을 섭취한 사람들에 비해 알츠하이머병 발병 위험성이 두 배나 높았습니다. 2003년에 모리스 등의 연구를 통해서도 반경화유(트랜스지방)를 많이 섭취하는 사람들은 이 나쁜 지방을 피하는 사람들에 비해 알츠하이머병 발병 위험이 두 배 이상 높았습니다.

나쁜 지방을 많이 섭취하면 콜레스테롤 수치가 높아지는데 콜레스테롤 수치가 250밀리그램 이상이면 알츠하이머병 위험이 50퍼센트 증가합니다. 중년에 콜레스테롤 수치가 높으면 20~30년 뒤에 알츠하이머병이 발병할 위험이 높아지는 것입니다. 동물성 식품이 최소화된 식사가 건강한 식사입니다.

이곳의 식단은 건강에 참 좋은 식단입니다. 한 가지 아쉬운 점은 저는 콩밥을 정말 좋아하는데 이곳은 콩밥을 먹을 수 없습니다. 당신이 해주는 콩밥이 먹고 싶습니다.

집으로 돌아가면 외식을 가능한 자제하고 '집밥'을 많이 먹어야겠습니다. 서리태, 완두콩, 강낭콩 등 미리 불려 놓은 콩을 넣고 압력밥솥에서 갓 지은 뜨끈뜨끈한 밥을 먹고 싶습니다. 당신과 아이들과 함께 집밥을 먹을 그날이 기다려집니다.

생선도 지나치게 많이 먹는 것은 좋지 않습니다. 중년 이후에는 '저 푸른 초원'에서 얻은 식물성 식품 위주의 식사가 좋습니다. 이곳에 와서 채식 위주 식사와 운동, 칼로리 제한(소식 그리고 정기적 금식)을 했더니 체중이 12킬로그램이나 줄어서 71킬로그램이 되었고 허리둘레가 많이 줄어들었습니다. 20년 전의 건강한 체형으로 돌아왔습니다.

동물 실험을 통해, 열량을 제한하여 식이(먹이)를 공급하면 수명이 50퍼센트까지 늘어나는 것이 확인되었습니다. 뇌세포의 수지성 돌기 기능도 증가합니다. 하루 1500~2000 칼로리만 섭취하는 것이 좋습니다. 열량 제한 식사는 뇌의 수명도 늘려주는 것입니다.

더 늦기 전에 바꿔야 합니다. 지금 즉시 치매의 위험 요인들을 피하고 멀리해야 합니다. 예전에는 해외출장을 다녀오면 가장 먹고 싶은 것이 삼겹살이었습니다. 하지만 앞으로는 공항에서 곧장 집으로 가서 당신이 해주는 콩밥과 청국장, 김치를 먹고 싶습니다.

배형규 목사님의 글처럼 누군가가 "하나님이 살아계신 증거를 대라!"고 했을 때 "나의 변화된 삶이 그 증거입니다!"라고 대답할 수 있도록 하겠습니다.

모세처럼 하나님 말씀대로 살아서 온전한 정신으로 선한 일 하다가 함께 천국 가기를 소망합니다.

치매를 예방하거나 뇌 건강을 위해서 피해야 할 것은 무엇이 있을까요?

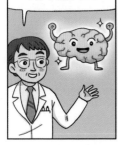

뇌졸중은 치매의 중요한 원인! 따라서 고혈압과 당뇨병과 같은 생활습관성 질병을 피해야 합니다. 비만인 경우 체중을 줄여야 합니다.

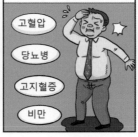

고혈압

당뇨병

고지혈증

비만

담배도 뇌졸중의 주범입니다. 흡연을 30년 정도 하면 알츠하이머병 위험이 250% 증가하고 중년에 흡연한 사람이 노년에 기억력 장애가 올 확률이 37% 더 높다는 보고도 있습니다.

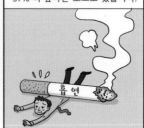

흡연

과음하면 뇌세포가 죽습니다. 그러니까 당연히 기억력이 떨어집니다. 뇌 촬영을 해보면 좌우 뇌를 연결하는 뇌량의 크기가 감소한 것을 볼 수 있습니다.

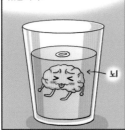

← 뇌

또 피해야 할 것이 있는데 유해한 중금속입니다. 구리, 철, 아연, 알루미늄, 수은도 너무 많이 섭취하면 위험합니다.

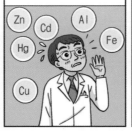

Zn   Cd   Al

Hg   Fe

Cu

나쁜 지방성분이 많이 함유된 식품도 피해야 합니다. 중년을 넘어선 사람들은 육식을 최대한 줄여야 합니다.

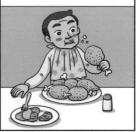

생선도 지나치게 많이 먹는 것은 좋지 않습니다. 중년 이후에는 식물성 식품 위주의 식사를 해야 합니다.

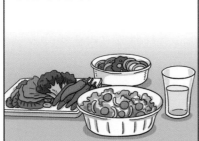

치매의 원인이 되거나 악화시킬 수 있는 요인들을 억지로 피하는 것이 아니라 즐겁게 자유의지로 물리쳐야 합니다.

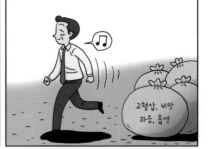

고혈압, 비만
과음, 흡연

뇌 건강을 위한 영양 밥상을 차립시다

"그러므로 염려하여 이르기를 무엇을 먹을까 무엇을 입을까 하지 말라. 이는 다 이방인들이 구하는 것이라. 너희 하늘 아버지께서 이 모든 것이 너희에게 있어야 할 줄을 아시느니라."

내 참된 메신저 당신에게

여름이 시작될 때 이곳에 왔는데 어느덧 겨울을 준비해야 하는 때가 되었습니다. 지나고 보면 시간은 왜 이리도 빨리 흐르는지, 시간을 붙잡을 수 없음이 아쉽기도 하고 허무하기도 하지만, 눈을 감고 조용히 기억을 떠올려보면 한순간도 쉬지 않고 우리를 격려하시는 예수님의 사랑을 느끼게 됩니다. 당신이 메신저가 되어 세상과 소통하게 되면서부터 참 좋고 편안합니다. 고맙습니다.

저는 육체 치매의 치료제도 하나님께서 이미 준비해두셨다고 생각합니다. 단일 물질을 이용한 대량 합성 방법으로 불특정 다수의 환자들에게 투여하도록 개발되는 현재의 약물로는 치매를 정복하기 어렵다고 생각합니다. 우리 몸 스스로 재생되고 상호작용하는 원리를 이용하여 하나님께서 숨겨둔 치료 원리와 치료제를 찾아낼 수 있습니다.

손자병법에 '지피지기 백전백승'이라는 말이 있듯이 우리가 영적 치매를 치료하는 방법을 알고 거룩한 영혼으로 회복된다면 육체적 치매의 치료제를 발견할 수 있다고 믿습니다. 평범 속에 비범함이 있고 상식 속에 특별함이 있으며 하나님께서 창조하신 자연 속에 질병의 치료 원리와 치료제가 있습니다. 지금까지 당신에게 알려준 치매를 이길 수 있는 방법도 그렇고, 앞으로 알아볼 방법들도 자연의 원리와 좀 더 높은 차원의 하나님의 원리에 속한다는 것을 알게 됩니다. 중요한 것은 '행하는 믿음'입니다.

치매에 걸리지 않거나 치료하려면 뇌세포가 젊고, 손상되지 않아야 하며 뇌세포의 연결이 잘 되어야 합니다. 그래야만 기억이 온전히 저장되고 필요할 때 손쉽게 불러올 수 있습니다.

우리가 먹어야 살 수 있듯이 뇌세포가 살려면 혈액을 통해 산소와 영양을 충분히 공급받아야 하고 노폐물은 원활히 배설되어야 합니다. 또한 혈액을 통해 공급되는 영양이 깨끗하고 풍부해야 합니다.

모자라도 문제지만 과잉으로 공급되어도 좋지 않습니다. 뇌에 혈액이 잘 공급되기 위해서는 숙면, 운동, 스트레스 관리, 식사 관리가 중요하며 뇌졸중 예방에 각별히 신경을 써야 한다고 강조했습니다.

뇌졸중 예방을 위해서 흡연자는 당장 금연해야 하고, 애주가는 술은 끊거나 하루에 포도주 한 잔 정도로 제한해야 합니다. 비만은 위험하므로 더 늦기 전에 운동과 칼로리 제한 식사로 바꾸어야 합니다.

뇌에 나쁜 중금속과 지방도 피해야 합니다. 육식에서 채식으로 바꿔야 합니다. 뇌를 지속적으로 촉진하는 지적 활동으로서 성경 읽기와 암송, 독서, 외국어 배우기, 많이 웃기, 재미있게 머리를 쓰는 취미활동이 좋습니다. 과학적으로 도움이 된다고 입증된 방법들도 즉시 실행에 옮겨야 하지만 더 시급한 것은 '기도하는 자'가 되어야 하는 것입니다. '기도하는 자'는 하나님의 도우심으로 살기를 원하는 자입니다. 기도하는 자는 "무명한 자 같으나 유명한 자요, 죽은 자 같으나 보라 우리가 살아 있고 징계를 받는 자 같으나 죽임을 당하지 아니하고 근심하는 자 같으나 항상 기뻐하고 가난한 자 같으나 많은 사람을 부요하게 하고 아무 것도 없는 자 같으나 모든 것을 가진 자(고린도 후서 6장 9~10절)"입니다.

줄기세포를 연구하면서 자기복제, 분화에 대하여 원리를 살펴보게 되고 세포의 이동에 대해서도 알아가고 있는데 물리적 자극, 전기적 자극, 화학적 자극을 다양하게 주면서 신경전달 물질, 신경영양 물질, 세포 내 소기관의 변화 등을 살펴봅니다. 3차원에 사는 우리가 4차원으로부터 은혜의 자극을 받으려면 '기도'가 필요조건이라고 생각합니다.

당신이 저의 메신저가 되어 전하는 이 글들을 통해 더 많은 분들이 '기도'를 시작하게 되기를 바랍니다.

자, 그러면 과학적으로 확인되었다고 하는 것들을 중심으로 치매를 막고 뇌 건강을 위해 행하여야 하는 영양관리에 대해 좀 더 알아보겠습니다. 나쁜 지방을 피해야 한다고 강조했는데 식용유 사용도 최소화하는 것이 좋습니다. 우리는 주로 옥수수유, 해바라기유, 대두유 등을 구입해서 사용합니다. 이들 식용유가 우리가 먹는 음식에 너무 많이 들어가면 음식 자체에 들어 있는 오메가3가 뇌에 필요한 DHA로 변화되는 것을 방해할 수 있습니다.

피하거나 제한해야 하는 음식만 있는 것은 아닙니다. 즐기면서 섭취하면 좋은 음식들도 있습니다. 채소, 미정제 곡물, 콩류, 과일 등이 바로 그것입니다. 오염되지 않은 환경에서 농약을 쓰지 않은 유기농으로 재배된 식물성 식품이 좋습니다. 산나물도 아주 좋습니다. 제철 산나물을 가족들과 나들이 가서 캐오면 좋겠습니다. 봄이면 냉이와 쑥으로 된장국도 끓여먹고 쑥떡을 만들어 먹으면 자연의 에너지를 뇌에도 전해줄 수 있습니다.

뇌를 건강하게 지키는 식사는 채식 위주의 식사입니다. 채식 위주의 식사를 하면 비만도 예방되고 당뇨병 위험도 낮아집니다. 미국당뇨병협회는 2009년, 동물성 식품을 전혀 먹지 않는 사람들이 더 몸매도 좋고 당뇨병 위험도 낮았다는 연구 결과를 발표하였습니다. 특히 저녁식사는 채소 위주로 하는 것이 좋습니다. 배추, 무, 상추, 양배추, 그리고 피를 맑게 해주는 청경채, 브로콜리, 케일, 겨자, 순무잎도 좋습니다. 노란 배추 속을 된장에 찍어서 먹고 싶습니다.

다음은 현미밥을 먹는 것이 좋습니다. 이때 고구마를 함께 먹으면 좋은데 고구마는 식이섬유도 풍부하고 영양가도 좋기 때문입니다. 그리고 콩류 식품을 즐겨 먹어야 합니다. 과일은 언제 어디서든 먹을 수 있도록 집이나 차 안, 사무실에도 눈에 보이는 곳에 준비해서 먹어야 합니다. 식사시간 외 간식으로 먹으면 속도 든든해져서 식사를 많이 안 할 수 있어서 좋습니다. 저는 요즘 사과를 하루 두 개씩 꼭 먹습니다. 당신도 사과, 포도, 배와 같은 과일을 즐겨 먹기 바랍니다. 유기농이 아니면 잘 씻고 껍질을 까서 먹는 게 좋습니다. 최근에는 우리나라에서도 블루베리를 재배하는데 농약을 쓰지 않는다고 하니 이번 주말에는 블루베리를 사다가 아이들과 함께 먹기 바랍니다.

이렇게 채소, 미정제 곡물, 과일로 구성된 식사를 하면 뇌 기능을 지킬 수 있을 뿐만 아니라 건강에 참 좋습니다. 미 국립보건원의 발표에 따르면 채소, 미정제 곡물, 과일로 구성된 식사를 하면 암 발생 확률을 반으로 줄일 수 있고, 심혈관 질환은 70퍼센트 줄일 수 있으며, 시력상실 위험을 80퍼센트까지 감소시킬 수 있다고 합니다. 면역기능도 좋아집니다.

중요한 것은 '절제'입니다. 그런데 식욕이 자꾸 당겨서 절제하기 힘들 때는 어떻게 하는 게 좋을까요? 즐겁게 운동하면서 땀을 흘리는 것입니다. 30분 이상 뛰거나 바쁘게 걷는 것도 좋고 실내 자전거를 타도 좋습니다. 그리고 가까운 사람들과 즐거운 대화를 하거나 친교를 나누고 놀이도 함께 하면 좋습니다.

그런데 식욕이 없어지는 것도 문제입니다. 입맛이 없다고 식사를 하지 않으면 뇌가 필요로 하는 에너지 공급이 어려워지기 때문에 기억력과 사고력이 저하됩니다. 저혈당이 지속되면 뇌를 손상시키게 됩니다. 저혈당에 대해 쓰다 보니 대학교 때 설악산에 갔을 때가 생각납니다. 당시 저는 '팔래스'라는 임상봉사 동아리에 들어가 열심히 활동하고 있었는데, 3학년 여름방학 때 설악산으로 등반을 갔습니다. 4학년이었던 이성엽 선배, 여원종 선배, 동기인 손홍인, 임정식 그리고 1년 후배인 박병식, 유라경, 박선일 등과 함께였습니다. 백담사 근처에서 텐트를 치고 하룻밤을 잔 후 대청봉으로 오르기 시작해 중간 목적지인 봉정암에 오르는데, 너무 힘이 들었습니다. 간신히 봉정암에 도착해서 밥을 해서 점심을 먹게 되었습니다. 그때

후배 유라경은 저혈당이 심해서 쓰러져 있었는데 갑자기 일어나더니 큰 코펠 하나에 담긴 밥을 혼자 다 먹어치웠습니다. 그후로 그 후배 별명을 하이포글라이세미아(저혈당)로 불렸던 기억이 납니다. 기회가 되면 다시 한 번 같은 코스로 대청봉을 오르고 싶습니다.

노인들이 특히 식욕을 잃어버리는 경우가 많습니다. 자녀들과 함께 살면 그나마 제때 식사를 하지만, 자녀들이 결혼이나 직장 일로 도시로 나간 후 혼자서 또는 부부만 사는 노인들은 식사를 잘 챙겨 먹지 못하면서 식욕을 잃기도 합니다. 이런 경우는 자녀들의 관심과 사랑이 필요합니다. 전화도 자주 하고 비타민이나 영양제도 사서 보내고, 얼굴을 자주 볼 수 있도록 시간을 내야 합니다.

최근에 읽은 글이 생각납니다. 어느 시골 교회의 목사님이 혼자 사시는 할아버지를 전도하려고 방문했는데 문전박대를 당했습니다. 목사님은 할아버지에게 해드릴 수 있는 게 무엇일까를 기도했습니다. 그리고 그날부터 매일 할아버지 집에 가서 함께 잤습니다. 별다른 대화도 나누지 않았습니다. 얼마 후 서울 사는 딸이 할아버지를 만나러 내려와서 그 일을 듣게 되었습니다. 그런데 할아버지 말씀에 변화가 있었습니다. '목사 그 양반'이 아니라 '목사님'으로 변해 있었다고 합니다. 외로움의 해결은 친구입니다.

아침밥을 꼭 먹기 바랍니다. 밖에서와는 다르게 이곳에서 달라진 점 하나가 바로 아침을 꼭 먹는다는 것입니다. 아침밥은 뇌 건강을 유지하는 데 최고의 보약입니다. 아침 식사를 하면 체온도 오르고 온몸의 혈액순환도 향상됩니다. 뇌로의 혈액공급도 원활해집니다. 1998년 미국에서 발표된 연구 결과에 따르면, 아침 식사를 하는 사람들이 아침 식사를 하지 않은 사람들에 비해 기억력이 매우 높다는 것을 확인하였습니다. 수험생들도 아침밥을 꼭 챙겨먹고 운동도 하는 것이 뇌 건강에 좋습니다. 그리고 규칙적인 생활리듬을 유지하기 바랍니다. 특히 아침 기상 시간을 일정하게 유지하는 것이 중요합니다. 이곳에서의 기상시간은 6시인데 저는 5시에 일어나서 새벽 예배를 드립니다. 한 시간 정도 예배드리고 묵상기도를 하면 마음이 평안해지고 삶에 의욕이 생깁니다. 머리도 맑아집니다. 겸손과 경건의 생활을 할 수 있습니다. 이렇게 매일 정시에 일어나니까 참 좋습니다.

채소, 미정제 곡물, 콩, 과일로 식단을 바꿔야 하는 것처럼 우리의 영적 식단도 믿음, 기쁨, 기도, 감사로 새롭게 채워야 합니다. 사탄의 유혹이 있다 해도 담대하게 떨쳐버리고 육체와 정신의 치매에 걸리지 않아야 합니다.

벌써 밤이 깊었습니다. 잠자고 나면 내일은 좋은 일이 있을 것으로 기대됩니다. 마음이 따뜻해졌습니다.

치매를 막고 뇌 건강을 유지하기 위해서는 채소, 미정제 곡물, 콩류, 과일 등을 즐겨 먹는 것이 좋습니다.

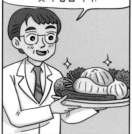

유기농으로 재배된 식물성 식품이나 산나물도 좋습니다. 제철 산나물은 자연의 에너지를 뇌에도 전해줄 수 있습니다.

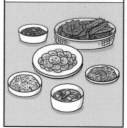

저녁식사는 채소 위주로 하는 것이 좋습니다. 배추, 무, 상추, 양배추, 그리고 피를 맑게 해주는 청경채, 브로콜리, 케일, 겨자, 순무잎도 좋습니다.

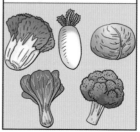

채식 위주의 식사는 뇌를 건강하게 합니다. 비만을 예방하고 당뇨병 위험도 낮아집니다. 육식을 많이 하는 사람보다 몸매도 좋고 당뇨병 위험도 낮았다는 연구결과도 있습니다.

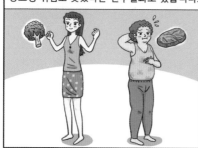

현미로 밥을 지어 먹는 것이 좋습니다. 이때 식이섬유도 풍부하고 영양가도 좋은 고구마를 함께 먹으면 좋습니다. 그리고 콩류 식품을 즐겨 먹어야 합니다.

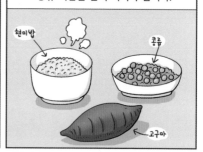

현미밥

콩류

고구마

과일은 언제 어디서든 먹을 수 있도록 준비해야 합니다. 간식으로 먹으면 속도 든든해져 과식을 피할 수 있습니다.

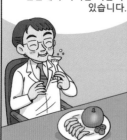

채소, 미정제 곡물, 과일로 구성된 식사를 하면 뇌기능을 지킬 수 있을 뿐만 아니라 건강에도 도움이 됩니다.

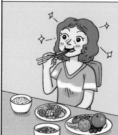

또한 암 발생 확률을 반으로, 심혈관 질환은 70%, 시력상실을 80%까지 감소시킬 수 있다고 합니다. 면역기능도 증가됩니다.

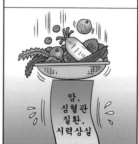

암, 심혈관 질환 시력 상실

100세 건강 비결,
방지일 목사님을 닮으면 됩니다

> "마음이 청결한 자는 복이 있나니 그들이 하나님을 볼 것임이요, 화평하게 하는 자는 복이 있나니 그들이 하나님의 아들이라 일컬음을 받을 것임이요, 의를 위하여 박해를 받는 자는 복이 있나니 천국이 그들의 것임이라."

팔복이의 반려자, 당신에게

우리가 함께 성지 순례를 갔을 때 팔복교회를 본 기억이 납니다. 예수님은 산상수훈에서 여덟 가지 복에 대하여 가르치셨습니다.

'심령이 가난한 자는 복이 있나니 천국이 그들의 것임이요, 애통해 하는 자는 복이 있나니 그들이 위로를 받을 것임이요, 온유한 자는 복이 있나니 그들이 땅을 기업으로 받을 것임이요, 의에 주리고 목마른 자는 복이 있나니 그들이 배부를 것임이요, 긍휼히 여기는 자는 복이 있나니 그들이 긍휼히 여김을 받을 것임이요, 마음이 청결한 자는 복이 있나니 그들이 하나님을 볼 것임이요, 화평하게 하는 자는 복이 있나니 그들이 하나님의 아들이라 일컬음을 받을 것임이요, 의를 위하여 박해를 받는 자는 복이 있나니 천국이 그들의 것임이라(마태복음 5장 3~10절)'.

팔복이로 다시 태어나고 싶습니다. 팔복이로 살고 싶습니다. '나 팔복' 새 이름 어떻습니까? 죄 많던 과거의 기억을 모두 잊고 싶습니다. 뇌가 새롭게 재생되기를 바랍니다.

제가 본받고 싶은 분으로 방지일 목사님이 계십니다. 방 목사님은 1911년에 태어나셔서 2014년 10월 소천하시기 4일 전까지도 정상적인 사역활동을 하셨습니다. 기억력은 젊은 사람 못지않게 좋으셨습니다. '현대의 욥 백수白壽의 방지일 목사'라는 글을 읽어 보니 방 목사님께서는 치매예방법을 이미 실천하고 계신다는 것을 알게 되었습니다.

'피의 복음'이라는 글에서 방 목사님은 사람의 삶에는 세 개의 계단이 있다고 말씀하십니다. ① 땀에 적시어 사는 계단 ② 눈물에 적시어 사는 계단 ③ 피에 적시어 사는 계단입니다.

첫째, 사람은 땀에 적시어 살아야 합니다. 땀을 흘려야 하는 것은 하나님께서 정해주신 뜻이기에 그러하고, 또 그렇게 살다 보면 몸이 저절로 건강해지며 안식의 참맛을 볼 수 있습니다. 땀 흘림은 부지런함을 나타냅니다.

둘째, 땀에 적시어 살아도 못하는 일이 생길 때는 눈물로 하나님의 힘을 입으려고 해야 합니다. 또 자기가 할 수 있다고 여기는 일이라도 울음으로써(기도로써) 주시는 힘을 받아야 할 것입니다. 크고 작은 모든 일에 모두 하나님 앞에서 울어 보면 좋습니다. 눈물은 기도의 극치라고 생각해도 틀리지 않습니다. 내 무력함을 하나님 앞에 토로하면서 흘리는 눈물이어야 합니다. 이런 눈물은 자신을 감화시켜서 새 출발의 터전을 이루게 해줍니다.

셋째, 피에 적시어 살아야 합니다. 땀에 적시어 살면 몸이 편합니다. 눈물에 적시어 살면 마음이 편합니다. 피에 적시어 살면 영이 편합니다.

힘을 다해도 안 되고 눈물어린 정성으로도 안 되는 경우에는 최후의 한 가지 방법이 남아 있는데 이는 내 생명을 쏟는 일입니다. 사도 바울은 이 피에 살았습니다. "형제들아 내가 그리스도 예수 우리 주 안에서 가진 바 너희에 대한 나의 자랑을 두고 단언하노니 나는 날마다 죽노라(고린도전서 15장 31절)." 바울은 이렇게 날마다 자기의 생명을 걸고 살았다는 말입니다. 기도로 자신의 죄를 찾아내야 합니다. 기도는 죄를 찾는 현미경입니다. 그 죄를 예수님의 피에 적시어서 깨끗이 하고 성결하게 살아야 합니다. 이렇게 하면 과거에 이깁니다. 승리합니다. 운동으로 땀 흘리고 기도로 스트레스를 없애면 치매 예방과 개선에 도움이 된다고 했는데, 방지일 목사님의 글처럼 살면 치매를 걱정할 필요가 없을 것 같습니다.

김승욱 목사님은 방지일 목사님에 대한 글에서 방 목사님을 부지런한 분이라고 말합니다. 100세를 넘기셨어도 부지런하셨습니다. 주변의 사람들이 좀 쉬시면서 천천히 하시라고 하면 "사람은 녹슬어 죽지 말고 닳아 죽어야 한다"고 말씀하셨답니다. 매일 새벽 세 시에 일어나 말씀을 묵상하고 기도하며 때로 글을 쓰셨다고 합니다.

또한 방 목사님을 기도의 용사라고 표현합니다. 새벽 예배에서 그날 참석하신 분들의 이름, 교회 동역자들, 장로, 권사, 성도들 또는 문제를 안고 상담했던 이들의 이름을 일일이 불러가면서 기도를 하셨답니다.

그리고 집필가라고 말합니다. 현재까지 쓰신 책이 모두 82권이나 됩니다. 우리가 지금까지 살펴본 치매에 도움이 되는 과학적인 방법을 이미 실천하셨던 것입니다.

유성만 장로님은 방 목사님을 '폭넓은 지식과 유머 그리고 지극한 겸손'은 반찬이고, 주 메뉴는 언제나 '오직 예수'인 분이라고 하셨습니다. '성경을 읽는 것이 아니라 씹어 먹는 분'이라는 표현에서 수십 년 동안의 성경 읽기는 반복의 차원을 넘어 외운 경지에 이른 것임을 알게 됩니다. 우리도 성경을 함께 소리 내서 읽고 쓰면서 외우면 좋겠습니다.

아, 그리고 방 목사님은 밤, 호두, 땅콩과 같은 견과류를 좋아하셨답니다. 재미 의사인 방명수 장로님이 큰아버지인 방지일 목사님에 대해 쓴 글을 통해서는 '사랑'과 '친밀함'의 중요성을 확신하게 됩니다. 그리고 '즐거움'에 대해서도 다시 생각하게 됩니다. 방영수 장로님의 아들이 부지런히 활동하시는 방 목사님에게 "할아버지는 그 에너지가 어디서 나오나요?"라고 물으면 "주님의 일을 하는 것이 인생의 즐거움"이라고 대답하셨답니다.

방 목사님은 음식을 가리지 않고 잘 드시지만 항상 소식小食을 지키셨습니다. 운동을 따로 하시지는 않아도 심방을 다니실 때는 먼 곳도 걸어서 다니셨습니다. 친척이나 교인들이 잔칫상을 차려도 몇 가지 맛만 보시는 것으로 끝내셨습니다.

오늘 편지를 쓰면서 다시 한 번 가슴 깊이 기억합니다. 땀에 적시어 사는 계단, 눈물에 적시어 사는 계단, 피에 적시어 사는 계단, 세 개의 계단을 밟으며 살겠습니다.

제가 본받고 싶은 분으로
방지일 목사님이 계십니다.
2014년 10월
104세로 소천하시기 4일 전까지
왕성하게 사역활동을 하셨습니다.

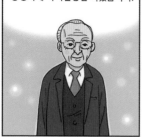

언제나 새벽 세 시에
일어나 말씀을 묵상하고
기도하시며 글을 쓸 정도로
부지런하셨던 분입니다.

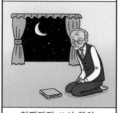

현재까지 쓰신 책이
82권이나 됩니다.

곁의 사람들이 좀 쉬면서
천천히 하시라고 하면

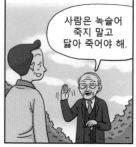

사람은 녹슬어
죽지 말고
닳아 죽어야 해.

지인들은 방 목사님을 기도의 용사
라고 표현합니다. 새벽 예배에서
그날 참석하신 분들의 이름을 일일이
불러가면서 기도를 하셨습니다.

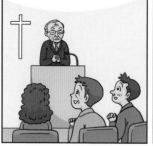

사람들을 '사랑' 과
'관심', '친밀함'으로
대하시는 것을 느낄 수
있는 대목입니다.

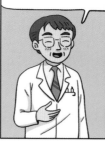

'폭넓은 지식과 유머
그리고 지극한 겸손'은
반찬이고, 주 메뉴는 언제나
'오직 예수'였던 분입니다.

주님의 일을 하는 것이
인생의 즐거움입니다.

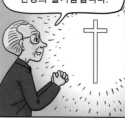

방 목사님은 밤, 호두, 땅콩과 같은 견과류를
좋아하고 음식을 가리지 않고 잘 드시지만
소식(小食)을 합니다.

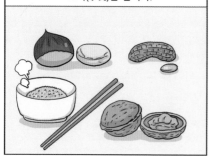

방 목사님은 우리가 지금까지 살펴본,
치매에 도움이 되는 과학적인 방법을
이미 실천하였던 것입니다.

그런가요?
하하하~

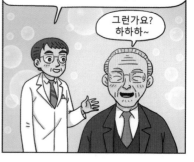

기억이 온전할 때,
인생의 마무리를 준비합시다

"우리가 선을 행하되 낙심하지 말지니 포

기하지 아니하면 때가 이르매 거두리라. 그러므로 우리는 기회 있는 대로 모든 이에게 착한 일을

하되 더욱 믿음의 가정들에게 할지니라."

팔복이의 사랑, 당신에게

비가 조금씩 내리지만 운동 시간을 포기할 수 없어서 빠르게 걷기 운동을 했습니다. 걸으면서 단풍을 품고 가을의 끝자락에 있는 산을 보면서 깨끗한 공기를 마음껏 마실 수 있어서 감사했습니다.

고층 아파트가 많이 보이지만 눈길은 자꾸 산 쪽을 향합니다. 인간의 솜씨가 아무리 좋아도 하나님이 만드신 자연에 비하면 초라하기 그지없습니다. 인간은 하나님의 창조물 가운데 최고의 걸작이라고 할 수 있겠지요.

이 세상에 살면서 별의별 일이 생길 수 있습니다. 자신이 경험하지 못한 일이라고 해서, 나에게는 닥칠 것 같지 않은 일이라고 해서 무관심해서는 안 되는 일들이 있습니다. 치매는 정신적, 육체적으로 본인과 주변 사람들을 힘들게 하는 상황을 만들고 때로는 예기치 않은 법적 분쟁을 만들기도 합니다. 그래서 정신이 온전할 때 세상에서 살아온 자신의 흔적들을 정리하고 법적으로 챙겨야 할 사항들도 챙겨두는 것이 좋습니다. 인간이 천년만년 사는 것도 아니고, 갑자기 어떤 일에 처하게 될지 알 수 없기 때문입니다.

한치 앞도 못 보면서 '더 젊어지겠다, 재산을 더 늘리겠다, 권력과 명예도 더 유지하겠다' 등 지금보다 '더 더 더' 가지려는 자세는 지옥행 KTX열차를 타는 시간을 앞당기는 것에 불과합니다.

앞으로 저는 '덤으로 사는 사람'으로 살아가기로 정했습니다. 이제는 '예수님을 믿는 사람으로서' 주어진 일을 하면서 살려고 합니다. '덤으로 사는 인생', 지금까지 움켜쥐었던 것도 마음에 가졌던 욕심도 다 내려놓습니다.

'나' 아닌 '가족'과 '다른 이'들을 위해 살겠습니다. 선한 일과 필요한 곳이 있으면 그곳이 어디든 달려갈 것입니다. 국가와 사회에 제 모든 것을 주려고 합니다. 회사는 이미 제것이 아닙니다. 임직원들과 함께 일하는 주변의 모든 분들의 것입니다. 이제는 줄기세포 의료협동조합의 조합원 중의 한 사람으로 헌신하고자 합니다.

치매와 관련된 소송 사례를 보면서 어떻게 '내려놓기'를 해야 할지 참고로 삼았으면 좋겠습니다.

'치매노파 재산 매매한 변호사 영장'. 2008년에 나온 기사 제목입니다. '미국에서 혼자 살며 치매를 앓고 있는 임모(79) 할머니의 국내 부동산을 가로챈 혐의(사기 등)로 변호사 박모씨와 차모씨에 대해 사전구속영장을 청구했다고 밝혔다'. 내용을 보니, 임 할머니는 한의사로 활약하면서 부를 축적하여 재력가가 되었습니다. 그러다가 1997년 홀로 미국으로 이민을 갔고, 얼마 안 있어 치매에 걸려 요양원으로 들어갔습니다. 그런데 변호사 박모씨와 차모씨가 임 할머니의 서울 소재 20억 원 상당의 건물을 팔아준다고 하면서 계약금 등 7억 원을 가로챈 것입니다. 79세의 노인이 치매를 앓게 되자, 그 노인의 재산을 노린 사람들이 주변에 모여든 것이었습니다. 가족이 있었다면 또 그 나름대로 가족 분쟁의 요인이 되었겠지요. 할머니는 재산을 많이 모았어도 그것을 어떻게 처리할지 전혀 준비해두지 못했던 것입니다.

'인지장애 상태 유언 효력 없다'. 2009년의 법원 판결입니다. 인지능력장애나 기억력 감퇴 등의 증세를 보이는 상태에서 한 유언은 효력이 없다는 법원의 판결입니다. 내용은 이렇습니다. C씨는 1997년 아들에게 부동산을 상속하기로 했다가 2007년 5월에 다시 아들과 며느리를 공동 상속자로 지정했습니다. C씨는 2008년 4월 사망

했는데, 아들과 며느리가 별거 중인 상태에서 재산문제로 소송을 하게 되었습니다. 재판부는 판결문에서 공동 상속자로 지정한 사실은 인정된다면서도 C씨가 2006년부터 인지능력장애와 기억력 감퇴 등의 증세로 병원에서 치료를 받았으며 2007년 11월 치매진단을 받은 점 등을 볼 때 C씨의 두 번째 유언은 의사능력에 문제가 있는 상태에서 이루어진 것으로 보고 무효라고 판결하였습니다. 온전한 정신일 때의 유언만 인정한 것이지요. 그러니 온전한 정신일 때 '내려놓기'를 법적으로 잘해놓아야 합니다.

'노인성 치매 환자의 공증행위는 무효'. 알츠하이머병 치매에 걸린 사람이 공증을 받아 약속어음을 발행했다 하더라도 이는 법적으로 무효라는 판결입니다. 알츠하이머병을 앓던 김씨가 1992년 4월 법무법인을 통해 1억 2천만 원짜리 약속어음을 홍씨에게 발행하고 사망한 뒤 이 채무가 상속되어 유족들이 홍씨를 상대로 채무부존재 확인 청구소송을 제기한 것입니다. 재판부는 판결문에서 "김씨는 약속어음을 발행할 당시 알츠하이머병 증세가 심해 행위의 의미나 결과를 정상적으로 판단할 능력을 상실하고 있었던 만큼 비록 공증을 받았다 하더라도 이는 법적 효력이 없다"고 설명했습니다.

우리는 아이들에게 무엇을 유산으로 남겨줄 수 있을까요? 물질을 잘못 남기면 끊임없이 분쟁이 생깁니다. 우리는 아이들에게 깊은 신앙과 착하고 거룩하게 살고자 노력했다는 증거를 물려줄 수 있었으면 합니다.

멀리 창밖으로 보이는 산의 단풍이 저를 부르는 것 같습니다. 가족과 함께 단풍 나들이를 가고 싶습니다. 저는 여기서 단풍을 즐길 테니 아이들과 함께 다녀오세요. 사진을 찍어서 보내주세요. 함께 간 듯 기뻐할 수 있을 것 같습니다.

'덤으로 사는 인생'을 준비하면서 모세를 생각합니다. 120년의 인생을 살았던 모세, 처음 40년은 이집트 공주의 양자가 되어 물질적 풍요를 누리며 살았고, 이집트인을 살해하고 미디안으로 도망가서는 40년을 더 살았습니다. 미디안 광야에서 철저히 낮아지는 연단의 세월을 보냈습니다. 당시의 수명으로는 80세도 상당히 장수했다고 할 수 있습니다. 그런데 어느 날 동족을 구원하라는 하나님의 명령을 받습니다. 하나님은 여러 가지 기적을 통해 모세를 사역자로 삼으셨습니다. 모세에게 80세 이후의 40년은 '덤으로 사는 인생'으로 오로지 하나님의 명령에 순종한 삶이라고 할 수 있습니다. 그는 결국 이스라엘 민족을 이집트에서 구해내어 가나안으로 향할 수 있었습니다.

겸손한 사람, 하나님의 사람, 하나님의 종으로서 '덤으로 사는 인생'을 살아가기를 기도합니다. 어제 원미동교회 김영진 목사님께서 오셔서 안수 기도를 해주셨습니다. 원로목사가 되신 후 더욱 하나님의 일에 열심을 다하는 목사님을 뵙고 '하나님의 종'으로 덤으로 사는 인생을 사는 것이 축복임을 새삼 느낄 수 있었습니다.

　이제 베드로전서를 읽으려고 합니다. 베드로 사도의 글을 읽으면서 주님의 말씀으로 십자가의 도道를 실천한 베드로를 따라갈 수 있는 믿음을 더하기를 소망합니다.

정신감옥인 치매에 갇히면 사회적으로도 힘든 상황이 되지만 법적으로도 여러 가지 난감한 상황이 생길 수 있습니다.

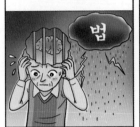

치매와 관련된 소송사례를 살펴보면서 어떻게 '내려놓기'를 할지 생각해 보면 좋겠습니다.

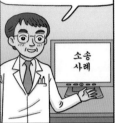

한의사로 재력가인 임 할머니는 1997년 미국으로 홀로 이민을 갔는데 노인성 치매에 걸려 요양원으로 들어갔습니다.

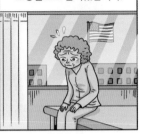

그 사실을 알게 된 사기꾼들이 임 할머니의 서울 소재 20억 원 상당의 건물을 팔아준다고 하면서 계약금 등 7억 원을 가로채려다 사전구속영장이 청구된 사건이 있었습니다.

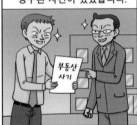

또 다른 사건으로, C씨는 치매진단을 받은 후에 남긴 유언 때문에 사망 뒤에 아들부부가 상속문제로 소송을 벌였습니다.

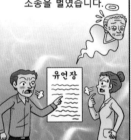

법원에서는 인지능력 장애나 기억력 감퇴 등의 증세를 보이는 상태에서 한 유언은 효력이 없다는 판결을 내렸습니다.

뿐만 아니라 알츠하이머병 치매에 걸린 사람이 공증을 받아 약속어음을 발행했다 하더라도 이는 법적으로 무효라는 판결도 있습니다.

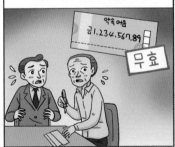

한치 앞도 모르는 세상을 살면서 내려놓는 준비도 미리미리 해야 합니다. 정신이 온전할 때 세상에서 살아온 흔적들을 정리하고 법적으로 챙겨야 할 사항들도 잘 마무리하여야 합니다.

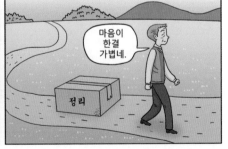

마음이 한결 가볍네.

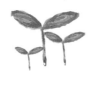

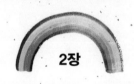

2장

세포, 신경세포, 줄기세포
그리고 소망

세포, 신경세포, 줄기세포 그리고 소망

우리가 지금까지 알아본 것처럼 치매는 뇌세포의 사멸이 원인입니다. 그리고 뇌의 어느 부위 세포가 죽느냐에 따라 증상의 차이가 존재합니다. 또한 뇌신경 전달 시스템의 중요성도 알게 되었습니다.

제가 탐구하면서 확실하게 믿는 것은 치매 치료의 미래 소망은 줄기세포, 그중에서도 본인의 성체줄기세포에 있다는 것입니다. 하지만 대학생들이 공부하는 교과서조차도 배아줄기세포 또는 유도만능줄기세포 ips에 중심을 두고 거기에 가능성과 희망을 걸고 있습니다. 성체줄기세포에 대해서는 골수유래 줄기세포를 활용한 혈액세포 재생에 대해서만 언급하고 있는 정도입니다.

그러나 감사하게도 저는 세상의 다른 분들보다도 먼저 치매를 비롯한 뇌신경계 질환을 자신의 성체줄기세포로 정복할 수 있다는 가능성을 볼 수 있었습니다. 인간을 창조하신 하나님의 철저한 준비물을 눈으로 확인할 수 있었습니다.

하나님이 우리 몸속에 예비해두신 성체줄기세포를 잘 활용한다면 치매를 예방하고 치료할 수 있다는 믿음을 그동안의 연구 성과를 통해서도 가질 수 있었습니다.

노령화 시대에 우리가 걱정하는 많은 퇴행성 질병들을 우리 자신의 줄기세포로 정복할 수 있다고 저는 확실히 믿습니다. 환자 본인의 줄기세포를 배양하여 보관한 후 필요할 때 사용할 수 있도록 하는 새로운 의료제도의 길을 하루속히 열어야 합니다. 성체줄기세포를 특정 질병에 대한 의약품으로도 개발해야 하지만, 인삼추출물을 식품으로도 섭취하는 것처럼 우리 몸에 부족한 줄기세포를 보충해주어서 '항상성'을 유지하도록 하는 자연요법으로 사고의 전환이 이루어져야 합니다.

지금부터는 세포가 죽었을 때 소망이 되는 성체줄기세포를 이해하고 함께 연구에 동참하는 분들이 늘어나기를 바라면서 세포, 신경세포 그리고 줄기세포를 찾아서 여행을 시작하겠습니다.

자, 기억의 미래로 출발합니다.

세포를 이해하면
생명 에너지의 원천이 보입니다

"만물이 그로 말미암아 지은 바 되었으니
작은 것이 하나도 그가 없이는 된 것이 없느니라. 그 안에 생명이 있었으니 이 생명은 사람들의 빛
이라."

기혜 엄마에게

오늘은 기혜 생일입니다. 보면 볼수록 기특한 기혜를 보면서 당신
의 수고에 고맙고, 주님께 감사를 드립니다. 앞으로 훌륭한 세포 생
물학자가 되어 아빠와 함께 선한 일을 함께 했으면 좋겠습니다. 혼
자서는 할 수 없습니다. 많은 분들과 함께 기도하면서 성체줄기세포
연구에 최선을 다하면 중증자가면역질환, 치매, 파킨슨병, 뇌성마비
환자들이 건강을 되찾는 소망을 이루도록 도울 수 있다고 믿습니다.

아기가 태어나는 놀라운 생명의 신비도 시작은 엄마와 아빠의 세포가 만나 새롭게 만들어진 줄기세포로부터임을 알게 됩니다. 그러나 그 만남에 앞선 의도, 사랑하고자 하는 뜻이 먼저라는 사실을 알아야 합니다. 저는 줄기세포에 대해 공부하면서 미시적인 사고로는 난치병 정복이 어렵다는 것을 깨달았습니다. 세포의 세계에는 우주가 있고 우주를 움직이는 힘이 있습니다. 그 놀라운 힘, 창조주 하나님을 경외하면서 궁리하고 연마해야 합니다. 그 속에 해결책이 있다고 생각합니다.

세포를 이해할수록 그 확신이 강해집니다. 같은 사실도 바라보는 각도와 이해하는 깊이에 따라 다르게 해석할 수 있습니다.

오늘은 세포에 대하여 살펴봄으로써 우리의 생각을 함께 맞추었으면 합니다. 세포는 생물학을 다루는 기본 단위입니다.

2012년과 2013년의 노벨 생리학상 주제는 '세포'였습니다. 우리 성인의 몸은 약 60조 개의 세포로 이루어져 있습니다. 세포가 죽으면 우리 몸도 죽어간다고 볼 수 있습니다. 당연히 생명의 관심은 세포라는 기본 단위에 모아질 수밖에 없습니다. 유전학이 발달했지만 유전자를 활용한 의료기술은 아직은 '글쎄'입니다. 세포생물학은 현미경이 발명되면서 가능해졌습니다. 당신도 만난 적 있는 김선동 회장님이 정확하게 알고 계셔서 놀랐던 적이 있습니다. 김 회장님은 자신의 줄기세포를 배양하여 무릎과 정맥 내로 투여받은 후, 3년 동안 포기했던 스키를 다시 거뜬하게 할 수 있게 되었다고 하셨습니다. 노인들을 위해서는 꼭 필요한 '보충제'라고도 하십니다. 김 회장님도 세포에 대해 함께 공부하시면 좋을 것 같습니다.

현미경은 1590년에 발명되었고 1600년대에 한층 성능이 향상된 현미경이 나온 후 세포를 발견할 수 있었습니다. '세포생물학자'도 그때부터 본격적으로 생기기 시작했다고 할 수 있습니다.

세포가 발견되고 세포분획 방법으로 세포소기관을 대량으로 얻을 수 있게 되어 특정한 세포소기관에 대하여 구조와 기능을 연구하게 되었습니다.

그림 2-1은 세포 크기의 범위를 보여주는 것입니다.

대부분의 세포는 지름이 1~100마이크로미터 정도로, 현미경으로만 볼 수 있습니다. 모든 생명체의 기본 기능 단위는 세포로서 사람의 세포는 진핵세포인데 대부분의 DNA가 이중막의 핵 안에 있는 세포를 의미합니다. 그러면 진핵세포의 객관적인 모습을 모식도로 보면서(그림 2-2) 세포의 소기관들을 안에서부터 살펴보겠습니다. 미리 이야기하지만 세포의 세계를 들여다보면 우주가 보입니다.

세포의 가장 중심에 핵이 있고 다음에 리보솜이 있는데 세포의 유전자가 핵 안에 있고 리보솜에 의해 해독됩니다. 핵은 평균 지름이 5마이크로미터 정도로 대부분의 유전자를 가지고 있습니다. 핵

그림 2-1 세포 크기의 범위

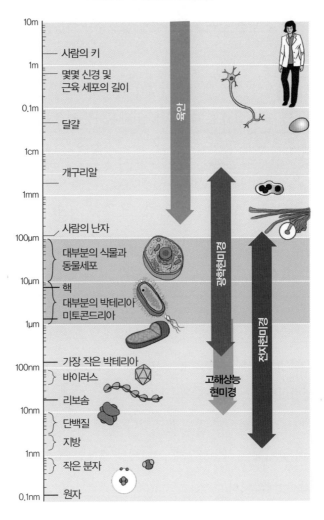

10m
— 사람의 키
1m
— 몇몇 신경 및
  근육 세포의 길이
0.1m
— 달걀
1cm
— 개구리알
1mm
— 사람의 난자
100μm
대부분의 식물과
동물세포
10μm
— 핵
대부분의 박테리아
미토콘드리아
1μm
— 가장 작은 박테리아
100nm
— 바이러스
— 리보솜
10nm
단백질
지방
1nm
— 작은 분자
0.1nm — 원자

맨눈

광학현미경

전자현미경

고해상능
현미경

1센티미터(cm)=10^{-2}미터(m)=0.4인치
1밀리미터(mm)=10^{-3}m
1마이크로미터(μm)=10^{-3}mm=10^{-6}m
1나노미터(nm)=10^{-3}μm=10^{-9}m

내에는 염색체가 있는데, 이 염색체는 DNA와 염색질로 구성되어 있습니다. 리보솜은 세포의 단백질 합성공장 역할을 하는 세포기관입니다.

그 다음으로 세포 내에 내막계가 있는데, 이곳은 세포 내에서 단백질 이동을 조절하고 세포의 물질대사 기능을 수행합니다. 내막계는 핵막, 소포체, 골지체, 리소좀, 여러 종류의 소낭과 액포, 세포막 등을 포함합니다. 이들 내막계의 막들은 단백질 합성과 합성된 단백질을 막이나 소기관 혹은 세포 밖으로 수송, 지질대사와 이동, 독소의 해독작용 등을 수행합니다.

세포를 알면 치매를 알 수 있습니다. 세포가 정상이면 몸도 정상입니다.

집중해서 계속 알아보겠습니다. 내막계의 소포체는 생합성공장이라고 보면 됩니다. 성호르몬도 이곳에서 합성되고 인슐린도 여기에서 생깁니다.

골지체는 운반하고 받는 장소입니다. 즉 소포체를 떠난 많은 수송낭이 골지체로 이동하는데, 골지체는 생산도 하지만 저장 분류 및 수송을 담당합니다.

리소좀이라는 소기관은 소화담당 소기관입니다. 모든 종류의 고분자들을 소화(가수분해)하기 위해 이용하는 가수분해 효소가 들어 있습니다. 다음으로 액포라고 하는 다양한 유지기능을 수행하는 세

그림 2-2 진핵세포의 모식도

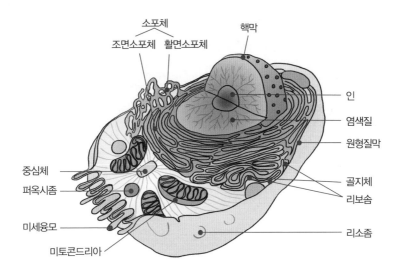

- **소포체**(ER): 막성 주머니와 관의 네트워크로 막의 합성과 다른 물질의 합성 및 물질 대사 과정이 활발하게 일어난다. 리보솜이 붙어 있는 조면소포체와 리보솜이 없는 활면소포체로 되어 있다.
- **중심체**: 세포의 미세소관이 시작되는 부분으로 동물세포는 한 쌍의 중심립을 포함하고 있다.
- **미세융모**: 세포의 표면적을 증가시키는 돌기
- **퍼옥시좀**: 다양하고 특수화된 대사 기능을 가진 소기관.
- **핵막**: 핵을 둘러싸는 이중막이며, 핵공에 의해 구멍이 뚫려 있고, 소포체와 접해 있다.
- **인**: 리보솜의 합성에 관여하는 막이 없는 소기관으로 핵에 한 개 또는 그 이상이 있다.
- **염색질**: DNA와 단백질로 구성된 물질로 분열하는 세포에서는 각각의 염색체를 볼 수 있다.
- **원형질막**: 세포를 싸고 있는 막
- **리보솜**: 단백질을 만드는 막이 없는 소기관(작은 갈색 반점)으로 세포질, 핵막 혹은 소포체에 붙어 있다.
- **골지체**: 합성, 변형, 분류 그리고 세포합성물의 분비에 관여하는 소기관
- **리소좀**: 고분자 물질들이 가수분해되는 소화성 소기관
- **미토콘드리아**: 세포 호흡과 대부분의 ATP를 만들어내는 기관

포 내 소기관이 있습니다. 액포막은 선택적 수송을 합니다.

저는 미토콘트리아에 큰 관심을 가지고 있습니다. 치매 연구에 있어서도 미토콘트리아에 초점을 맞추어 탐구해보고 싶습니다. 당신도 관심 가지도록 미토콘트리아에 대해 간단히 살펴보겠습니다.

생명체는 환경으로부터 얻은 에너지를 자신에게 필요한 형태로 전환합니다. 그러니까 살아있는 생명은 일을 끊임없이 하고 있는 것입니다. 일하면서 편하게 산다는 말은 거짓말인 것이죠. 하지만 일 안 하고 편하게 살면 건강에는 좋지 않습니다. 땀을 흘리면서 사는 것이 인간의 자연스런 삶입니다. 우리 몸을 구성하는 세포는 살기 위해서 에너지를 얻어야 합니다. 세포 소기관 중 하나인 미토콘트리아는 에너지 형태를 바꾸어 세포가 사용할 수 있는 형태로 만드는 공장입니다. 자 보세요. 우리가 먹는 음식의 유기분자들에 저장된 에너지는 궁극적으로는 태양으로부터 옵니다. 쌀, 보리, 무, 사과 같은 식물은 태양의 빛 에너지로 자랄 수 있으며, 먹이사슬에 따라 인간도 결국은 태양으로부터 에너지를 받아 생명을 유지할 수 있는 것입니다. 우리의 세포 내 소기관인 미토콘트리아가 우리가 먹은 음식에 들어 있는 당이나 지방과 같은 영양소들을 산소를 이용해 분해함으로써 ATP(아데노신 3인산)라고 하는 에너지를 생성합니다. 이것을 세포호흡이라고 하는데 호흡의 노폐물인 이산화탄소와 물은 식물의 광합성을 위한 원료입니다.

빛 에너지는 생태계로 흘러 들어가서 궁극적으로 열로 방출됩니다. 이에 반해 생명체에 필수인 화학원소들은 재소환됩니다.

태양에서 미토콘트리아로 전해지는 힘, 에너지, 그리고 순환, 대부분의 세포는 몇 백, 몇 천 개의 미토콘트리아를 갖고 있습니다. 미토콘트리아 수와 세포의 물질대사 활성도는 연관이 있습니다.

저는 줄기세포의 기전에 대한 연구의 한 방향으로, 미토콘트리아 수의 변화와 미토콘트리아의 활성에 대해 탐구하고 싶습니다. 치매도 그렇지만 파킨슨병도 자신의 성체줄기세포를 활용해서 정복할 수 있다고 믿고 있습니다. 가설 검증을 잘해보려고 합니다. 다음으로 세포골격이 있는데 세포골격은 세포를 지지하고 운동성에 관여합니다.

아무튼 이런 세포 소기관들로 구성된 세포는 다른 세포와 신호를 주고받으면서 활동하기 때문에 우리 몸의 소우주라고 표현한 것이 조금도 과장이 아니라는 것을 알게 됩니다.

세포에 대하여 공부하면서 꼭 알아야 하는 하나가 세포의 신호교환에 대한 이해입니다. 세포가 어떻게 세포를 보내고 받는 신호를 해석하는가를 연구하면서 세포 내 조절 메커니즘을 발견할 수 있습니다. 즉 세포의 통신망을 연구하는 것입니다. 세포가 받아들이는 신호는 빛이나 접촉 등과 같은 다양한 형태를 가지지만 대부분의 경우에 세포는 다른 세포와 화학신호에 의해 정보를 교환합니다.

그림 2-3 세포에서의 근거리 및 원거리 전달 신호

근거리 신호전달

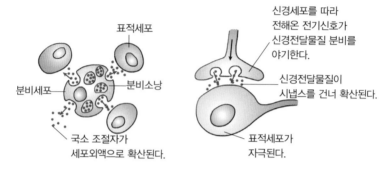

표적세포

분비세포

분비소낭

국소 조절자가
세포외액으로 확산된다.

신경세포를 따라
전해온 전기신호가
신경전달물질 분비를
야기한다.

신경전달물질이
시냅스를 건너 확산된다.

표적세포가
자극된다.

국소 신호전달

분비세포는 국소 조절자(예: 성장인자
등)를 세포외액에 방출하여 가까이에
있는 표적세포에 작용한다.

시냅스 신호전달

신경세포는 신경전달물질을 시냅스에서
방출하여 표적세포를 흥분시킨다.

원거리 신호전달

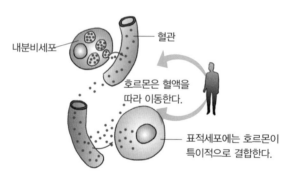

내분비세포

혈관

호르몬은 혈액을
따라 이동한다.

표적세포에는 호르몬이
특이적으로 결합한다.

호르몬 신호전달

특성화된 내분비세포는 호르몬을 혈액 등의
체액에 분비한다. 호르몬은 거의 모든 신체의
세포에 도달하게 된다.

어떠한 신호가 들어와서 우리 몸에 반응이 오려면 세포 신호전달이 원활해야 합니다.

세포 신호전달 시 근거리와 원거리에 대한 신호전달 방법이 다릅니다. 근거리 신호전달은 국소 조절자에 의해서 이루어지는데, 그중 하나가 성장인자growth factor 입니다. 나중에 성장인자는 줄기세포에 대해 알아볼 때 많이 나오므로 기억해두면 좋습니다. 이들 성장인자는 가까이 있는 표적세포의 성장과 증식을 촉진하는데, 하나의 세포에서 만들어진 성장인자에 대해 주변의 여러 세포가 동시에 영향을 받아 반응을 나타낼 수 있습니다. 이러한 형태의 근거리 신호전달과정을 국소 신호전달paracrine signaling 이라고 합니다.

신경세포에서는 시냅스 신호전달이라 불리는 더 특성화된 근거리 신호전달 과정이 나타납니다. 신경세포를 따라 전달된 전기신호는 화학신호를 가지고 있는 신경전달 물질의 분비를 일으킵니다. 이 신경전달 물질이 신경세포와 표적세포(주로 다른 신경세포) 사이의 좁은 틈, 즉 시냅스를 건너 확산되어 표적세포의 반응을 일으킵니다.

원거리 신호전달에는 호르몬이라고 하는 화학물질을 이용합니다. 내분비 신호전달이라고 부르는데, 특정한 세포가 호르몬을 분비하면 순환계를 따라 신체의 다른 부분으로 이동하여 호르몬을 인식하고 반응을 나타내는 표적세포에 도달합니다.

이런 원거리, 근거리 세포전달은 표적세포에서 3단계를 거치는

데 수용(표적세포가 세포외부에서 오는 신호물질을 탐지하는 것) → 전달(신호를 특정한 세포 내 반응을 유도할 수 있는 형태로 바꾸어줌) → 반응(전달된 신호가 세포의 반응을 일으키는 것, 모든 세포 내 활성을 포함함)을 거치게 됩니다.

그런데 말입니다. 세포의 반응은 오직 신호물질이 결합한 수용체의 농도가 일정한 역치threshold(생물이 외부환경의 변화, 즉 자극에 대해 어떤 반응을 일으키는 데 필요한 최소한의 자극의 세기) 이상일 때만 나타납니다. 이것이 중요합니다. 역치! 꼭 기억해야 합니다. 우리 몸이 아프거나 망가지거나 세포가 손상되었을 때 치유되려면 치유 반응이 일어나고 일정한 역치 이상이 될 때 우리는 호전되었음을 느끼게 됩니다. 이 역치는 사람에 따라 다를 수 있습니다. 우리 몸을 땀 흘려 가꾸고 눈물로 적시어 민감도를 높이며 피에 적시는 삶의 각오를 가진다면 아주 작은 농도에서도 낮은 역치를 나타내어 세포의 반응이 강하게 나타날 수 있습니다. 그래서 저는 안수기도, 중보기도와 같은 기도의 힘을 믿습니다. 우리의 영혼과 육체를 잘 가꾸면 줄기세포 보충 효과도 빠르게 그리고 강하게 볼 수 있습니다.

마지막으로 아폽토시스(세포예정사)를 강조하고 싶습니다. 아폽토시스라는 말은 그리스어로 낙엽 등이 떨어짐을 의미하는 말에서 유래한 것으로, 어원에서도 느낄 수 있듯이 세포의 예정된 죽음, 자살입니다. 사람의 생명이 자연 수명을 다하고 죽는 것은 순리라고 합니다. 간혹 자연 수명을 다하지 못하고 죽음을 맞이하면 안타깝습니다. 마찬가지로 세포도 정상 수명을 다하고 아폽토시스가 되어야 하는데 어떤 문제가 생겨 너무 일찍 죽게 되는 경우가 있습니다. 그러면 우리 몸에 이상이 생깁니다.

저는 인간의 자연 건강수명에 대한 성체줄기세포의 기여는 우리 몸의 '항상성' 유지에 얼마나 효율적으로 작용하느냐에 있다고 생각하고 있습니다. 따라서 아폽토시스에 대해 관심을 가지고 연구해보려고 합니다.

아폽토시스는 만일 세포가 그대로 죽어 소화작용을 하는 효소를 포함한 여러 내용물이 주변 세포로 퍼지게 될 경우 손상될 수 있는 이웃 세포를 보호합니다. 내가 죽어 형제자매를 도와주는 것입니다.

그러면 아폽토시스가 어떻게 일어나는 걸까요? 아폽토시스는 세포의 운명을 죽도록 결정하는 자살 단백질의 연속적인 활성화를 유도하는 신호에 의해 일어납니다. 대부분의 아폽토시스 관련 단백질은 항상 세포 내에 존재하나 불활성 상태에 있게 됩니다. 브레이크가 걸려 있는 것입니다. 세포가 죽음 신호를 받으면 이 신호가 브레이크 장치를 고장나게 해서 아폽토시스 경로가 단백질과 핵산을 분해하는 효소를 활성화시킵니다.

그러면 DNA가 갈라지며 세포소기관들과 세포질성분이 조각나게 됩니다. 세포는 수축되고 갈라져 막으로 둘러싸인 조각으로 나누어지며 이들은 특수한 식세포에 의해 흡수되고 소화되어 흔적을 남기지 않고 사라지게 됩니다. 0, 없음, 무의 상태로 되는 것입니다.

사람의 육체도 흙에서 와서 흙으로 돌아갑니다. 그런데도 사람들은 사는 동안 육체의 노예로 살아갑니다. 쾌락을 추구하며 살아갑니다. 왜 그럴까 곰곰이 생각해보았습니다. 그 이유는 사람들이 태어나 자라면서 영적 치매에 걸려 하나님이 살아계시고 우리를 지켜보고 계심을 잊어버렸기 때문입니다. 저도 마찬가지였다고 생각합니다. 하지만 이곳에 와서 기도를 통해 회개하고 다시 예수님을 영접하고 구원받으니 영적 치매가 치유되었습니다.

세포에 대해 살펴보면서 하나님의 뜻을 생각하게 되니 새로운 접근이 가능해집니다.

밤공기가 찹니다. 주님의 따뜻한 사랑 안에서 편안한 잠의 세계에서 만나기를 기도합니다.

세포는 생물체의 구조 및 기능의 기본 단위입니다.

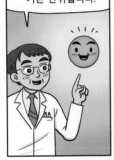

2012년, 2013년도 노벨 생리학상의 주제는 세포였습니다. 세포가 죽으면 우리 몸도 죽어간다고 볼 수 있으니 당연히 '세포'에 관심이 모아질 수밖에 없습니다.

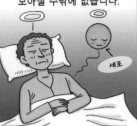

성인의 몸은 약 60조 개의 세포로 이루어졌으며 세포의 지름은 1~100㎛ 정도로 현미경으로만 볼 수 있습니다.

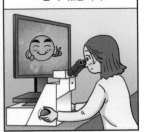

세포를 알면 치매를 알 수 있습니다. 세포가 정상이면 몸도 정상입니다.

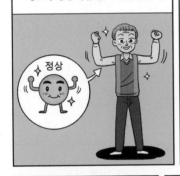

정상

세포의 구조는 가장 중심에 핵이 있고 원형질에는 세포막, 사립체, 내형질세망, 리보솜, 골지체, 리소좀 등으로 되어 있습니다.

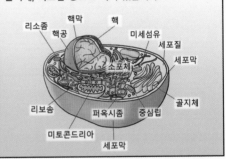

리소좀
핵공
핵막
핵
미세섬유
세포질
세포막
소포체
리보솜
퍼옥시좀
중심립
골지체
미토콘드리아
세포막

세포는 살기 위해서 에너지를 얻어야 하는데 미토콘트리아는 에너지 형태를 바꾸어 세포가 사용할 수 있는 형태의 에너지로 만드는 공장입니다.

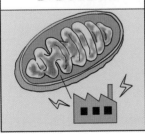

세포는 신호교환을 하는데 근거리 신호전달과 원거리 신호전달 방법이 다릅니다.

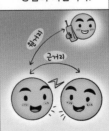

원거리
근거리

마지막으로 세포가 생리적 조건에서 사멸하는 현상을 '아폽토시스'라고 하는데 어떤 문제가 생겨 일찍 죽게 되면 우리 몸에 이상이 생기는 것입니다.

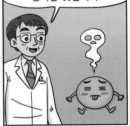

신경세포의 신호 전달이
기억을 만듭니다

세상에서 가장 소중한 당신에게

베드로전서를 천천히 읽었습니다. 사도 베드로의 변함없는 믿음과 예수 그리스도에 대한 충성, 그리고 하나님께 순종함이 유언처럼 깊고도 강하게 저의 뇌세포에 전해졌습니다. 하나님을 경외함으로 작은 죄의 자극에도 민감하게 반응하여 물리칠 수 있는 신경세포를 재생시켜 선한 양심을 가지고 살며 근신하면서 기도하겠습니다. 기도와 말씀을 통해 예수님과 의사소통할 수 있기를 소망합니다. 치매·기억의 미래를 영으로 바라볼 수 있기를 바라면서 우리의 육체를 들여다봅니다.

인간의 의사소통은 신경에 의해서 이루어지는데 오늘은 신경세포, 시냅스와 신경전달에 대해서 알아보고, 우리의 영과 성령과의 연결이 더욱 강해질 수 있는 방법도 생각해보려고 합니다. 우리가 세포에 대해서 그리고 신경에 대해서 이해를 하게 되면 치매에 대한 치유 소망을 이룰 수 있는 단서를 찾을 수 있습니다. 재생, 부활, 재창조를 이룰 수 있습니다.

베드로는 이렇게 권면했습니다. '생명을 사랑하고 좋은 날을 보기를 원하는 자는 혀를 금하며 악한 말을 그치며 그 입술로 거짓을 말하지 말고 악에서 떠나 선을 행하고 화평을 구하며 그것을 따르라.'

완전히 변화된 생각과 실천이 필요합니다.

1000억 개의 뇌세포가 뜨거운 성령의 에너지에 의해 정화되어야 깨끗한 줄기세포가 샘솟고 온전한 영혼으로 되돌릴 수 있습니다. 건강한 육체로 재생될 수 있습니다.

저는 당신과 지금 신경세포를 통해 방출되는 전기적 신호로 마음의 대화를 하고 있습니다. 우리 몸에서 정보를 전달하는 역할은 신경세포(뉴런)가 하는데 신경세포에 의한 의사소통의 형태는 크게 원거리를 이동하는 전기적 신호와 근거리에서 이루어지는 화학적 신호로 나눌 수 있습니다. 신경세포는 전류를 수용하고 전달하며 또한 신체 내의 원거리까지 보내는 정보의 흐름을 조절할 수 있습니다. 한 신경세포에서 다른 신경세포로 정보를 전달하기 위해서 매우 근거리에서 작용하는 화학적 신호가 종종 이용됩니다. 신경세포들은 감각정보를 전달하며 심장의 박동 수를 조절하고 기억을 저장하고 꿈을 꾸는 등의 다양한 기능을 수행합니다. 그런데 흥미롭게도 이러한 모든 정보는 신경세포 내에서 이온들의 이동으로 이루어지는 전류로 전달됩니다. 신기하지요? 우리가 보고 듣고 대화하는 정보가 전류로 전달되니 말입니다.

신경세포의 엄청난 집합체가 뇌입니다. 그래서 신경세포에 대해 자세히 알아보려고 합니다. 신경세포는 독특한 구조로 구성되어 있습니다.

핵을 포함한 대부분의 신경세포의 소기관들은 신경세포의 세포체에 존재합니다. 수상돌기dendrite는 고도로 복잡한 가지상의 구조로서 다른 신경세포로부터 정보를 수용하는 구조물이며, 축삭axon은 신경세포에서 작용기 세포나 다른 신경세포에 신호를 전달합니다.

축삭과 세포체가 연결되는 원추모양의 부위를 축삭둔턱axon hillock 이라고 합니다. 축삭을 따라서 전달된 신호가 생성되는 부위입니다. 축삭의 각 가지 끝에 도달한 정보는 시냅스synapse라 불리는 접합 구조를 통해서 다음 신경세포로 전달됩니다. 이 축삭가지의 끝부분을

그림 2-4 신경세포의 구조와 구성

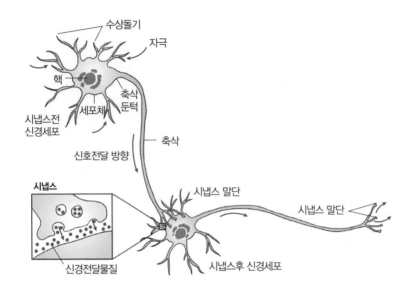

시냅스 말단이라고 부르며 대부분의 시냅스는 화학전달물질인 신경전달물질을 이용하여 신경세포로부터 정보를 수용하는 세포에 신호를 전달합니다. 그런데 매우 많은 축삭가지를 가지고 있는 신경세포는 많은 세포에 정보를 전달할 수 있습니다. 어떤 연합신경세포는 고도로 분지된 수상돌기를 지니고 있어서 10만 개 이상의 시냅스를 통해 정보를 전달받을 수 있습니다.

신경교세포glia cell에 대해서도 알아야 합니다. 뇌와 척수 전반에 걸쳐 존재하는 신경교세포는 신경계의 활성에 있어서 매우 중요한 역할을 수행합니다. 일반적으로 신경교세포의 수는 신경세포보다 10배에서 50배 정도 많습니다.

신경교세포의 주요한 유형들은 신경세포의 기능을 조절하고 지지하고 영양분을 공급하는 등의 역할을 수행합니다. 신경교세포는 신경계의 발달에 필수적인 역할을 수행합니다.

이제는 신호전달이 어떻게 이루어지나 간단히 알아보겠습니다.

좀 더 궁금하면 《캠벨 생명과학》을 펴고, 기혜에게 자세히 설명해 달라고 하세요. 이제 제가 좋아하는 역치가 나옵니다.

신경세포 안이 바깥쪽에 비해 상대적으로 음전하를 띠는데요. 세포막을 경계로 극성이 반대인 두 전하가 서로 끌어당기는 힘은 위치 에너지의 근간이 되며 이런 전위차를 막전위라고 합니다. 어렵나요? 조금 더 들어보세요. 신경세포에 특정자극 또는 신호입력이 들어오면 신경세포의 막전위가 변화되고 이 변화가 정보전달의 신호로 작용합니다. 그런데 바로 막전위의 빠른 변화를 통해 우리가 꽃을 보며 두 손 모아 기도하고 사랑한다고 말할 수 있게 됩니다.

막전위에 대하여 이해했으니 활동전위에 대해서도 알아두세요. 활동전위의 생성 메커니즘은 1940년대와 1950년대 영국의 앤드루 헉슬리와 앨런 호지킨에 의해 밝혀졌습니다. 신경세포의 막전위는 다양한 자극에 의해 변화하는데, 신경세포가 자극에 의해 열림이 조

그림 2-5 척추동물 중추신경계의 성상세포

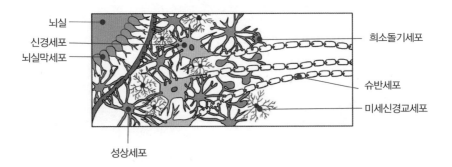

뇌실 — 신경세포 — 뇌실막세포 —

— 희소돌기세포

— 슈반세포
— 미세신경교세포

성상세포

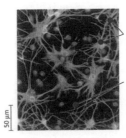

포유류 뇌의 성상세포가 형광 표지된 항체에 의해서 초록색으로 표지되어 있다.

DNA에 결합하는 물질로 염색된 파란색의 핵은 성상세포가 주로 신경세포와 섞여 있는 모습을 보여준다.

- **뇌실막세포(ependymal cell):** 뇌실벽을 이루는 세포로서 뇌척수액의 순환을 돕는 섬모를 가지고 있다.
- **희소돌기세포(oligodendrocyte):** 중추신경계의 축삭을 둘러싸서 수초를 형성한다. 수초는 활동전위의 전달 속도를 크게 증가시킨다.
- **슈반세포:** 말초신경계에서 축삭을 둘러싸면서 수초를 형성한다.
- **미세신경교세포(microglia):** 감염물질로부터 신경계를 보호하는 작용을 한다.
- **성상세포(astrocyte; 그리스어의 별이라는 단어에서 유래):** 시냅스에서의 정보의 전달을 돕고 신경전달물질의 방출을 조절하는 역할을 한다. 성상세포는 활발히 활동 중인 신경세포 주변의 혈관벽을 확장시켜 혈류량을 증가시킴으로써 신경세포가 산소와 포도당을 원활하게 공급받을 수 있도록 한다. 성상세포는 이온 및 신경전달물질의 세포와 농도를 조절하기도 한다.

절되는 개폐성 이온통로를 가지고 있기 때문입니다. 아무튼 막전위의 크기가 더 커지는 현상을 과분극이라 하며, 세포 안을 더욱 음전하를 띠게 만듭니다. 막전위의 크기가 작아지는 현상을 탈분극이라고 합니다. 그러니까 큰 자극일수록 막투과성에 큰 변화를 주게 되고 결과적으로 막전위도 크게 변하게 됩니다. 활동전위action potential는 탈분극에 의해 막전위가 역치threshold 라는 특정한 값에 이르면 발생합니다. 막전위가 일단 역치값에 이르면 탈분극과 이온통로의 열림이 서로 양성되먹임positive feedback 하면서 활동전위를 촉발합니다. 활동전위가 발생되어야 축삭을 통해서 정보가 전달될 수 있습니다. 축삭둔턱에서 시작된 활동전위는 축삭을 따라서 시냅스 말단의 한 방향으로만 진행됩니다. 우리가 알아본 것처럼 활동전위가 촉발되어 신호가 축삭말단으로 전달되고 나서 다른 신경세포로 전달될 수 있는 것은 시냅스를 통해서입니다. 시냅스는 전기적 시냅스도 있지만 대부분 화학적 시냅스로서 시냅스전 신경세포에서 합성되고 방출되는 신경전달물질에 의해서 다음 신경세포로 신호가 전달됩니다.

정보 전달 과정은 화학적 시냅스에서 다양한 조절을 받을 수 있습니다. 매우 다양한 요인들이 신경전달 물질의 방출량과 방출된 신경전달 물질에 의한 시냅스후 신경세포의 반응성에 영향을 미칠 수 있습니다. 그러니까 신경전달 물질에 대해서도 알아두어야 합니다.

연구자들에 의해서 알려진 신경전달 물질은 100여 종 이상이며 아세틸콜린, 아미노산, 생체아민, 신경펩타이드, 기체성 신경전달 물질의 다섯 그룹으로 분류됩니다.

우선 아세틸콜린은 근육의 자극, 기억형성과 학습 등 신경계의 기능에 반드시 필요합니다. 일명 보톡스라고 불리는 독소가 있는데, 이 물질은 시냅스전 신경세포로부터 아세틸콜린의 방출을 억제하는 독작용을 해서 눈이나 입 주변 근육에 주입하여 마비시킴으로써 잔주름 형성을 최소화할 수 있습니다. 아미노산 신경전달 물질에는 글루탐산, 감마 아미노부티르산GABA, 글리신 등이 있습니다. 생체아민들은 아미노산으로부터 만들어지는 신경전달 물질입니다. 타이로신으로부터 만들어지는 노르에피네프린, 티로신으로부터 만들어지는 도파민과 트립토판으로부터 합성되는 세로토닌 등이 있습니다. 앞에서도 많이 언급했던 용어들이지요? 노르에피에프린은 자율신경계 내에서 흥분성 신경전달 물질로 작용합니다. 세로토닌은 뇌의 여러 부위에 걸쳐 분비되어 수면, 분위기, 주의집중, 학습과 연관된 작용에 기여합니다.

뉴로펩타이드는 다양한 종류가 있지만 대표적으로 엔돌핀이 있습니다. 이렇게 신경전달 물질에 의해서 다음 신경세포로 신호가 전달되는데 있어서 시냅스 연결의 변화에 주목해 보아야 합니다. 특히 신경세포의 가소성neural plasticity에 대하여 이해하여야 합니다.

신경세포의 가소성이란 신경계가 자체 활성에 반응하여 구조적으로 재조정될 수 있는 능력을 말합니다. 신경계의 재조정은 대부분 시냅스에서 일어납니다. 결과적으로 시냅스 수의 증가와 감소로 인해 특정 신경세포 사이의 신호전달이 강화되거나 약화되게 됩니다. 기능적 뇌회로의 재구성은 신경계가 손상이나 질환으로부터 회복될 때도 일어날 수 있습니다. 절단된 다리나 팔부위에서 전해지는 통증이나 불쾌한 증상이 나타나는 환지증phanton limb syndrome의 치료가 하나의 예가 될 수 있는데, 환자가 거울 상자를 통해서 비치는 온전한 사지를 보게 함으로써 뇌의 신경세포 사이의 연결을 재구성하여 없어진 사지에서 오는 고통을 사라지게 할 수 있습니다. 흥미롭지요?

우리는 꾸준한 운동과 영양관리 그리고 기도로 기억력과 인지능력이 개선될 수 있는 이유를 신경세포의 가소성에서 찾을 수 있습니다. 그래서 저는 줄기세포와 기도로 치매를 치료할 수 있다고 믿고 있습니다. 뇌 회로망의 재구성을 이룰 수 있도록 세포의 재생과 새로운 연결이 가능한 것입니다.

어떤 가설을 과학으로 증명하는 데는 많은 시간과 노력이 필요합니다. 우리는 하나님이 주신 지혜로 꼭 맞는 가설을 세울 수 있기에 과학적으로 증명하는 데 오래 걸리지 않을 수 있습니다.

'보라 나중된 자로서 먼저 될 자도 있고 먼저 된 자로서 나중될 자도 있느니라.'(누가복음 13장 30절)

잠을 달게 자야 우리의 기억도 강화됩니다. 평안으로 단잠 자기를 기도합니다.

육체의 의사소통은 신경에 의해 이뤄집니다. 신경세포, 시냅스, 신경전달물질에 대해서 알아보겠습니다.

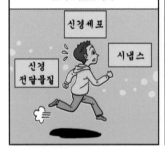

몸에서 정보를 전달하는 역할은 신경세포가 하는데, 신경세포에 의한 의사소통의 형태는 원거리를 이동하는 전기적 신호와 근거리에서 이루어지는 화학적 신호로 크게 나눌 수 있습니다.

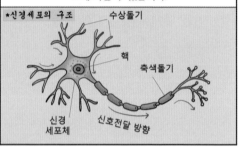

신경세포들은 감각정보를 전달하며 심장의 박동 수를 조절하고 기억을 저장하고 꿈을 꾸는 등의 다양한 기능을 수행합니다.

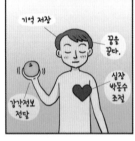

시냅스는 신경과 신경이 신호를 주고받는 곳으로, 신경돌기 끝 부분과 다음 신경세포의 가지돌기가 맞닿아 있지만 미세하게 벌어져 있습니다.

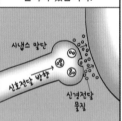

때문에 전기 신호의 형태로 신경세포를 흐르다가 신경돌기 끝에서 화학 물질로 바뀌며,

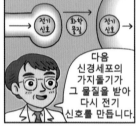

다음 신경세포의 가지돌기가 그 물질을 받아 다시 전기 신호를 만듭니다.

시냅스에서 신호를 주고받는데 쓰이는 화학 물질을 신경전달물질이라고 합니다, 신경전달물질은 100종 이상 이며 각기 다른 기능을 합니다.

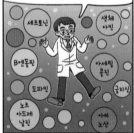

신경세포의 가소성이란 신경계가 자체 활성에 반응하여 구조적으로 재조정될 수 있는 능력을 말합니다.

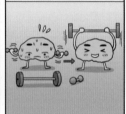

꾸준한 운동과 영양관리, 기도로 기억력과 인지능력이 개선될 수 있는 이유가 바로 여기에 있습니다. 그래서 저는 줄기세포와 기도로 치매를 치료할 수 있다고 믿습니다.

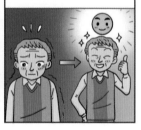

줄기세포의 미래,
치매 정복의 가능성입니다

 "보라 내가 새 하늘과 새 땅을 창조하나니

이전 것은 기억되거나 마음에 생각나지 아니할 것이다. 너희는 내가 창조하는 것으로 말미암아 영

원히 기뻐하며 즐거워할지니라."

내 사랑 당신에게

영국의 유명한 극작가였던 TS 엘리엇은 우리 인생이 다섯 가지 감옥에 갇혀 있다고 했습니다. 첫째는 이기심의 감옥, 둘째는 근심의 감옥, 셋째는 향수의 감옥, 후회의 감옥이기도 합니다. 넷째는 선망, 시기의 감옥, 다섯째는 증오의 감옥입니다.

저는 감사하게도 예수 그리스도를 영접하고 나니 위와 같은 인생의 감옥에서 벗어날 수 있었습니다. 실패를 두려워하지 않고 선한 일을 하겠다는 용기가 생겼고 다른 사람들의 행복을 진정으로 빌어

줄 수 있게 되었습니다.

　어제는 신경세포에 대해 알아보고 우리 몸에 자극이 왔을 때 어떻게 신호가 전달되는지를 살펴보았습니다. 그중에서 '역치'를 넘어서야 활동전위가 발생된다고 했던 것 기억하나요? 우리의 인생에서도 '역치'를 꼭 기억해야 합니다. 작은 잘못이 점점 심해지면 어느 순간 '역치'에 도달하여 되돌릴 수 없는 지경에 빠질 수 있기 때문입니다. 또 다른 측면에서 볼 때 치매에 걸렸다고 하더라도 끈기 있게 반복적으로 신체운동과 지적운동 그리고 새로운 의료기술에 소망을 두고 노력한다면 '역치'를 넘어서 온전한 기억과 인지기능을 회복할 수 있습니다. 술과 담배, 마약도 마찬가지입니다. 환경에 따라서 역치는 변할 수 있으므로 아예 끊는 것이 필요합니다. 다른 사람에게 권하는 것은 더 나쁜 행동입니다. 죄를 조장하는 것이 더 큰 죄라고 생각합니다.

　줄기세포를 보충하기 위해 투여받는 분들을 보면서도 '역치'에 대해서 많이 생각해보았습니다. 신체에 본인이 원하는 개선 효과가 오기까지 걸리는 시간과 필요한 세포 수가 개인에 따라 차이가 많다는 것을 알게 되었습니다. 줄기세포를 씨앗에 비유한다면, 밭이라고 할 수 있는 우리 몸의 상태가 씨앗이 떨어져 잘 자라고 열매를 맺을 수 있도록 관리되어 있으면 짧은 기간에 적은 줄기세포가 보충되어도 만족스럽게 '역치'에 도달합니다. 씨가 좋고 밭도 좋다고 해도 열매가 무조건 열리지는 않습니다. 적당한 햇볕과 비가 내려야 하고 거름을 주어 흙을 기름지게 해야 합니다. 즉 긍정적이면서 즐거운 마음, 보지 않고도 믿는 믿음, 간절한 확신의 기도가 함께하면 어느 순간 '역치'를 넘어서서 새로운 건강의 기쁨을 체험할 수 있습니다.

인간은 육체만으로는 건강을 회복할 수 없습니다. 진화론의 관점에서 본다면 인간은 커다란 뇌를 가지고 두 발로 걷는 포유류로서 20만 년 전쯤 아프리카에서 유래된 호모사피엔스라는 종입니다. 어떤 유인원류에서 600만 년 내지 700만 년 전에 분지되어 이어진 계통이라는 가설입니다. 생명의 역사를 과학적으로 증명하는 자료는 화석입니다. 지구 생물의 역사에 대한 가설을 따르면 46억 년 전에 지구가 형성되었고, 35억 년 전에 최초의 단세포 생물이 생겨났으며, 다세포진핵생물은 10억 년 전, 이 진핵생물이 육상으로 진출한 것은 4억 3천만 년 전으로 추측하기도 합니다. 20만 년 전에 인간이 생겨났다고 생각하고 지구 역사를 한 시간으로 비유하면 인간은 0.2초보다도 더 짧은 최근에 나타난 포유류인 것입니다.

그런데 과학자들이 추론하는 인간의 출현과 순서가 성경의 창세기와 크게 다르지 않습니다. 진화론을 신봉하는 과학자들은 생명체가 저절로 생겼고 진화되어 사람이 되었다고 주장합니다. 당신도 알

다시피 인간의 하루와 하나님의 하루는 개념이 완전히 다릅니다. 그러니까 6일 동안 천지창조를 마치고 7일째 쉬셨다고 했는데, 그 하루가 1억 년일 수도, 10억 년일 수도 있는 것입니다.

창세기에는 하나님이 땅을 창조하시고 하늘, 바다를 만드시고, 땅은 풀과 씨 맺는 채소를 내라 하시고, 해양 생물, 새를 만드시고, 마지막으로 하나님의 형상대로 사람을 창조하셨다고 기록하고 있습니다.

사람이 가장 최근에 만들어졌다는 것을 우리가 어떻게 상상이나 할 수 있습니까? 사람은 육식을 하지 않아도 살 수 있습니다. 먹이사슬로 보아도 사람이 맨 나중에 생겨야 할 이유가 없습니다. 과학의 증거에 주어를 넣으면 됩니다. '하나님'이라는 주어를 넣으면 과학의 증거가 자연스럽게 설명됩니다.

저는 줄기세포 중에서 성체줄기세포가 배아줄기세포보다 먼저생긴 거라고 생각합니다. 따라서 성체줄기세포로 배아줄기세포를만들 수 있으며 성체줄기세포로 사람의 몸을 모두 재생시킬 수 있다고 믿습니다. 그 신비를 풀 수 있는 영감과 지식을 하나님께서 허락하시면 가능합니다.

아담부터 그 10대 후손인 노아까지의 수명이 대략 900세 이상이었습니다. 최장수였던 므두셀라는 969세로 기록되어 있습니다. 창세기에 나타난 인간의 수명은 '노아의 방주' 시대 이후에 급격히 줄어들게 됩니다. 아브라함은 175세, 야곱 147세, 요셉 110세 정도였는데, '모세'의 시대에 이르러서는 오늘날과 비슷한 70~80세로 평균 수명이 줄어들었습니다. 왜 그럴까요? 우리는 앞에서 뇌세포에 대해서 그리고 아폽토시스라고 하는 세포예정사(세포자살)에 대해 공부했습니다. 간단하게 생각해보면 우리 몸의 세포가 그 옛날보다 빨리 아폽토시스가 되며 성체줄기세포의 활성도 형편없이 감소했고 줄기세포 수도 감소했다고 볼 수 있습니다. 자, 그러면 왜 이렇게 되었을까요?

'하나님의 아들들이 사람의 딸들의 아름다움을 보고 자기들이 좋아하는 모든 여자를 아내로 삼는지라. 여호와께서 이르시되 나의 영이 영원히 사람과 함께 하지 아니하리니 이는 그들이 육신이 됨이라. 그러나 그들의 날은 백이십 년이 되리라 하시니라.' 그런데 노아 시대부터 사람들이 육식을 하게 됩니다. 또 포도나무를 심었고 포도주를 마시기 시작합니다. 술을 마시기 시작한 셈입니다. 싸움이 있고 질투와 시기가 생기며 온갖 걱정과 두려움이 많아집니다. 영양도 균형이 맞지 않습니다. 점점 우리 몸은 생명력이 떨어졌습니다. 힘없는 줄기세포가 되었습니다.

모세가 120세까지 온전한 정신과 육체를 유지하고 여호수아가 110세까지 건강하게 살면서 죽기 이틀 전에 백성들을 모아놓고 고별 설교까지 할 수 있었던 것은 하나님의 영, 성령이 그들과 함께 했기 때문입니다. 지금의 노인들처럼 마지막 5~6년을 질병의 고통에서 시달리는 것이 아니라 건강하게 즐겁게 살다가 하늘나라에 갈 수 있는 방법이 성경 속에 있습니다.

우리 몸 안에 줄기세포가 활성화되면 산삼을 먹지 않고 따로 줄기세포를 보충하지 않아도 치매도 안 걸리고 건강할 수 있습니다. 우리 몸의 60조 개의 세포가 건강하게 살아서 활동을 해야 건강합니다. 피부에 상처가 나면 시간이 지나면서 새로운 피부가 만들어져 치유됩니다. 이것은 피부 아래쪽에 피부세포를 만들 수 있는 줄기세포가 있기 때문입니다. 독감에 걸리면 뇌에 있는 후각 신경세포의 기능이 정지되어 냄새를 맡지 못하다가 다시 냄새를 맡을 수 있는 것도 줄기세포가 세포를 재생하기 때문입니다. 특히 치매, 퇴행성관절염, 척수손상 등 노인성 퇴행성 질환이나 갑작스러운 사고에 의해 세포가 많이 사멸하게 되면 몸 안에 있는 줄기세포로는 몸을 정상적으로 회복시킬 수 없으므로 외부에서 줄기세포를 배양하여 활성도 젊게 하고 숫자도 늘려서 필요한 부위에 보충해주면 자가 재생력을 강화할 수 있게 됩니다.

당신과 제가 지금 이렇게 살아서 숨 쉬고 글도 쓰며 서로 그리워하는 것도 지금 우리 몸속에서 성체줄기세포가 활동하고 있다는 증

거입니다. 그런데도 자기 줄기세포를 배양해서 보충하는 것을 '약'
으로 규정하고 강한 규제를 하는 것은 옳지 않다고 생각합니다.

앞으로는 줄기세포에 대해서 좀 더 자세히 알아봄으로써 치매에
대한 미래 소망을 함께 가져보려 합니다.

수많은 사례를 통해
줄기세포를 투여받아
보충하고 개선 효과가
오기까지 개인별로 차이가
많다는 것을 알았습니다.

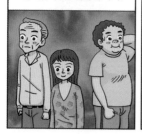

줄기세포가 씨앗이라면
밭이라고 할 수 있는 우리
몸의 상태에 따라 씨앗이
떨어져 열매를 맺는 시간의
차이가 있을 것입니다.

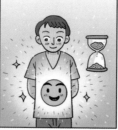

물론, 씨와 밭이 좋다고 해도
열매가 무조건 열리지는 않습니다.
적당한 햇볕과 비, 거름을 주어
흙을 기름지게 해야 합니다.

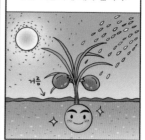

즉, 긍정적이면서 즐거운
마음과 믿음, 간절한 기도가
함께하면 어느 순간 '역치'를
넘어서 새로운 건강의 기쁨을
체험할 수 있습니다.

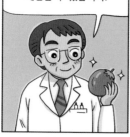

피부에 상처가 나면 시간이
지나면서 새로운 피부가
만들어져 치유됩니다.
피부 아래쪽에 피부세포를
만들 수 있는 줄기세포가
있기 때문입니다.

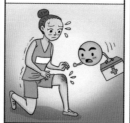

독감에 걸리면 뇌에 있는
후각 신경세포의 기능이
정지되어 냄새를 맡지 못하다가
다시 냄새를 맡을 수 있는 것도
줄기세포가 세포를 재생하기
때문입니다.

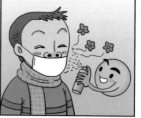

특히 치매 등 노인 퇴행성
질환이나 갑작스러운 사고로
인해 세포가 많이 사멸하게 되면
몸 안에 있는 줄기세포로는 몸을
정상적으로 회복시킬 수
없으므로

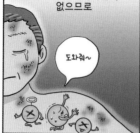

외부에서 줄기세포를 배양하여
활성도 젊게 하고 숫자도 늘려서
필요한 부위에 보충해주면
자가 재생력을 강화할 수
있게 됩니다.

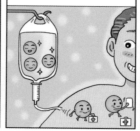

우리 몸속에 성체줄기
세포가 활동하고 있음에도
자기 줄기세포를 배양해서
보충하는 것을 '약'이라고
규정하여 과도하게
규제하는 것은 현실에
맞지 않는 것입니다.

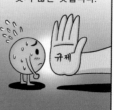

성체줄기세포, 하나님의 선물입니다

웃으면 더 예쁜 당신에게

감사하고 기쁜 하루가 시작되었습니다. 새벽예배를 보면서 베드로후서의 말씀을 읽고 묵상했고 아침 식사 후 유다서와 시편을 읽었습니다.

유다서를 읽으면서 '하나님 사랑 안에서 자신을 지키며'라는 구절이 마음에 들어와 한참을 묵상하였습니다. 또한 시편 126편 '눈물을 흘리며 씨를 뿌리는 자는 기쁨으로 거두리로다. 울며 씨를 뿌리러 나가는 자는 반드시 기쁨으로 그 곡식단을 가지고 돌아오리라'는 말씀을 마음속 깊이 새겼습니다. 예수님께서 말씀하셨지요. '심령이 가난한 자는 복이 있나니 천국이 그들의 것이요 애통해하는 자는 복이 있나니 그들이 위로를 받을 것임이요.' 마음을 비우고 간절히 울면서 기도하면, 그리고 회개하여 믿음으로 끈기를 가지고 노력하며 씨를 뿌리면 소망을 이루게 하실 것입니다. 아무리 좋은 말씀, 좋은 지식을 듣고 알고 있더라도 몸소 행하지 않으면 소용없습니다. 더 늦기 전에 시작해야 합니다.

우리나라 노인들의 마지막 10년은 의료비 폭탄으로 처량한 노후를 부른다는 신문 기사가 크게 실렸습니다. 한국의 65세 이상 인구의 연간 진료비가 2008년 10조 원을 넘어섰고, 2012년에는 16조 원을 넘어섰습니다. 노인의 자살률이 급증하고 있습니다. 당신도 잘 알다시피 노인들의 의료비가 폭탄인 이유는 대부분 만성 퇴행성 질병이어서 특별한 완치방법이 없이 임시방편의 약물요법과 입원의 장기화 또는 암 발생의 증가 때문입니다. 하지만 그 근원에는 몸의 재생력이 저하되어 있기 때문에 젊을 때처럼 회복이 안 돼서 그렇습니다.

지난 편지에서 중국의 전설적인 명의 편작이 자신의 책 《맥서》에서 여섯 가지 불치병에 대해서 이야기한 내용을 언급했었는데 기억하나요? 그 불치병 중에 다섯 번째가 몸이 피폐해질 대로 피폐해져

약을 복용할 수 없는 상태였습니다. 물론 당시에는 주사 방법이 없기도 했겠지만, 그 말을 현재 기준으로 본다면 우리 몸이 약물요법이나 어떤 의료 처치로도 치유가 될 수 없는 단계라고 보면 됩니다. 즉 체내 재생력이 너무 떨어지면 의학의 힘을 쓸 수 없기도 하지만, 환자는 그로 인해 우울증에 빠지게 되고 자살을 선택하기도 합니다.

저는 그동안의 지식과 경험으로 줄기세포, 자신의 성체줄기세포를 잘 활용하면 현대 의학의 도움과 병행하여 건강백세를 실현할 수 있다고 믿습니다. 문제는 의학적인 증거의 축적과 비용입니다. 지금의 '의약품 범주에서의 자가줄기세포 배양 체내 보충요법'을 고집하는 것은 너무나 어리석은 선택이었음이 머지않아 입증될 것입니다.

노인들의 재생능력을 늘려주는 방법으로 '자가줄기세포 배양 주사요법'이 좋은 의료기술이라는 것을 저는 알고 있습니다. 물론 배양 과정 중의 오염문제, 세포의 변이, 생물학적 변화 가능성이 없도록 관리되어야 할 것입니다. 당연히 인체 내로 투여할 때의 안전성은 검증되어야 합니다. 하지만 의약품 개발과정에서 요구되는 적응증별 효능시험을 모두 실시해야만 임상에 적용하게 하는 것은 막대한 시간과 비용이 소요됩니다. 이런 과정을 거쳐서 의약품으로 허가되면 그때는 이미 가격이 너무 비싸져서 경제적으로 여유가 있는 사람들만 혜택을 볼 수 있습니다. 또 해당 질병에 대한 줄기세포

적용이 언제 될지 모르기 때문에 지금 치매, 파킨슨병, 뇌성마비, 중증자가면역질환으로 고통받고 있는 환자들은 혜택을 볼 수 없습니다. 이런 질병이 수천 가지이므로 한 가지 질병에 대한 의약품 허가가 5년 걸린다면 1000가지 질병이면 5000년이나 걸려야 합니다. 따라서 안전성이 확인되면 전문의의 판단과 환자의 동의 하에 사용할 수 있도록 현재의 규제를 풀어야 합니다.

그러나 '악법도 법'으로 지켜야 하기에, 우리는 눈물을 흘리며 씨를 뿌려야 합니다. 계란으로 바위치기일지라도 계속 인내심을 가지고 전진해야 합니다.

우리 몸은 60조 개 정도의 세포가 건강하게 살아서 움직이는 생명체입니다. 만약 어떤 조직이나 장기를 구성하고 있는 세포가 건강하지 못하거나 죽는다면 우리 몸도 건강하지 못하게 됩니다. 그런데 우리 몸의 세포가 죽게 되면 새 세포가 생겨서 보충이 되어야만 해당 조직과 장기가 제 기능을 할 수 있습니다. 우리의 몸속에는 이미 새 세포를 만들 준비가 되어 있는데, 그것이 바로 줄기세포입니다. 즉 우리 몸의 자연 재생력의 원천인 셈입니다. 또한 아빠와 엄마가 사랑을 하면 난자와 정자가 만나 수정란을 만들게 되고 세포분열을 통해 배반포를 형성하는데, 그 안쪽에 내부세포괴라는 세포덩어리가 있어 이 내부세포괴를 분리하여 배양하면 배아줄기세포를 얻을 수 있습니다. 이들 줄기세포는 우리 몸을 구성하는 체세포, 즉 신경세포, 간세포, 혈관세포, 지방세포, 연골세포 등으로 분화될 수 있는 능력을 가지는 미분화 세포를 말합니다. 쉽게 생각하면 엄마 세포인 셈입니다.

줄기세포는 아직 분화되지 않은 미분화 상태의 세포로, 체외배양에서도 미분화 상태를 유지하면서 무한정으로 분열, 복제할 수 있는 능력을 갖고 있습니다. 즉 미분화 상태이므로 적절한 조건을 맞춰주면 줄기세포는 필요한 조직 세포로 분화할 수 있습니다. 다시 말해 줄기세포는 어떤 체세포로 될지 아직 운명이 결정되지 않은 세포로, 환경에 따라 뇌신경세포, 뼈세포, 연골세포 등으로 전환될 수 있습니다. 따라서 우리가 어떻게 활용하느냐에 따라 어떤 부위의 손상이 있을지라도 적용이 가능한, 정말 기대되는 의료혁명의 중심축이라고 할 수 있습니다.

줄기세포의 또 다른 특징이 자가복제능력입니다. 지난번 편지에서 진핵생물에 대하여 언급했었는데 기억하나요? 진핵세포에는 텔로미어Telomere가 있습니다. 텔로미어는 그리스어 telo(끝)와 meros(부위)의 합성어로 염색체 양끝의 일부분입니다. 체세포는 세포분열을 할 때마다 텔로미어가 조금씩 없어지는데 나이가 들고 체세포의 분열이 반복될수록 텔로미어 길이가 짧아져서 체세포는 노화와 죽음에 이르게 됩니다. 따라서 텔로미어는 노화의 정도를 알려주는 시계와 같다고 할 수 있습니다. 반면 줄기세포는 체세포와는 달리 텔로머라제라는 효소가 발현하고 있기 때문에 텔로미어의 길이가 유지됩니다. 이 텔로머라제라는 효소는 텔로미어의 길이를 유지시키고 보호하는 기능을 합니다. 텔로머라제로 인해 줄기세포의 텔로미어 길이가 짧아지지 않기 때문에 줄기세포는 체세포보다 더 많이 분열하면서 생존할 수 있는 것입니다. 이러한 성질이 줄기세포의 자가복제 능력이며, 이것이 가장 대표적인 일반세포와 줄기세포의 차이점입니다. 그래서 제가 우리 연구원들에게 함께 확인해보자고 했었던 것이 노화된 쥐에게 사람의 지방줄기세포를 정맥 내로 계속 투여한 후 뇌 조직, 근육 조직 등에서 세포를 분리하여 줄기세포를 투여하지 않은 그룹과 텔로미어의 길이, 텔로머라제 활성을 측정해서 비교해보는 것이었습니다.

참으로 할 일이 많습니다. 줄기세포의 체내 메커니즘 연구는 물론이고 특히 서민들도 줄기세포 기술의 혜택을 볼 수 있도록 줄기세포 배양 원가를 최대한 절감하는 실용기술도 개발해야 합니다. 연구와 기술이 병행되어야만 합니다.

미래를 준비하려면 과거도 알아야 합니다. 그래서 줄기세포의 역사를 살펴보겠습니다.

줄기세포라는 용어는 1908년 베를린에서 있었던 혈액학회에서

러시아의 조직학자 알렉산더 막시모프에 의해 제안되면서 등장하였습니다. 임상적으로 줄기세포의 개념이 적용된 것은 조혈모세포에서 비롯되었습니다. 우리가 알다시피 1945년 8월 6일 일본 히로시마에 원자폭탄이 투하되었습니다. 그때 히로시마 인구의 3분의 1에 해당하는 7만여 명의 사람들이 즉사하였고 살아남은 사람들 중 반은 심각한 질병을 앓거나 서서히 죽어갔습니다. 당시에는 사람들이 죽어가는 이유를 알지 못했습니다. 계속된 연구 결과 원자폭탄 폭발 시 방출된 방사능으로 인해 혈액세포에 문제가 생겨서 죽어가는 것으로 밝혀졌고, 동물 모델 실험을 기초로 건강한 사람의 골수를 환자들에게 이식했더니 치료가 되었고, 골수 속에 있는 조혈모세포가 확인되었습니다. 우리가 골수이식이라고 하는 조혈모세포 이식입니다. 다른 사람의 줄기세포를 이식하는 골수이식은 의료기술로 적용되고 있습니다. 그런데 자기 줄기세포를 이식하는 것은 배양을 했다고 해서 의약품으로 허가를 받아야만 허용되고 있습니다. 하루빨리 바뀌어야 하는 규제입니다.

줄기세포의 연구가 본격화되고 그 성과가 나타나기 시작한 것은 1963년 쥐의 골수에서 자가증식하는 세포를 맥콜로치와 틸이 설명하면서부터입니다. 이후 1978년에는 사람 탯줄에서 혈액줄기세포가 발견되었고, 1981년 쥐의 수정란 내부세포괴로부터 분리한 배아의 줄기세포를 마틴 에반스, 메튜 카우프만이 '배아줄기세포'라고 명명하였습니다. 그러니까 줄기세포의 역사는 성체줄기세포로부터 시작된 것입니다. 그런데 사람들은 교만해서 무언가 인공적인 행위를 더해서 새로운 것을 창조하고 싶은 유혹에 빠지는 경향이 있습니다. 그래서 성체줄기세포를 좀 더 심도 있게 연구하여 불치병과 난치병을 치료하는 의료기술을 개발한 것이 아니라 배아줄기세포 연구에 너나없이 뛰어들기 시작했습니다. 모든 세포손상 질환은 곧 치료되고 장기도 마음대로 교체할 수 있을 것이라고 생각했습니다. 1998년 제임스 톰슨과 그의 동료들이 위스콘신 대학교에서 사람 배아줄기세포주를 확립했고, 2001년엔 배아줄기세포를 만들기 위해 처음으로 사람 배아가 복제되었습니다.

그런데 배아줄기세포를 이용하여 난치병을 치료하는 의약품을 개발하는 시도들은 매우 어려운 지경에 빠지게 되었고 흐지부지되는 상황이 되었습니다. 바로 안전성, 특히 암이 발생하거나 원하지 않는 세포가 만들어질 수 있기 때문입니다. 배아줄기세포의 운명이 다하는 것처럼 보이니까 이제는 유도만능줄기세포$_{ips}$ 분야로 관심이 옮겨졌습니다. 1997년 복제양 돌리가 탄생하면서 세포의 리프로그래밍의 가능성을 보여준 이후 2007년 일본 교토대학 야마나카 신야 교수와 미국 위스콘신대학 제임스 톰슨 교수가 바이러스 매개체에 4종의 유전자를 결합시켜 성인의 피부세포에 주입, 성인 피부세포를 배아줄기세포와 같은 특성을 가지는 줄기세포로 유도하는데 성공했으며, 이를 유도만능줄기세포ips 라고 명명하였습니다. 즉 아기가 엄마로 변한 것이지요.

저는 억지로 만드는 것은 문제가 있다고 봅니다. 유도만능줄기세포는 연구적인 측면에서는 매우 중요한 진전임에 틀림없지만 실제 사람의 질병을 치료하는 데 적용되기까지는 시간을 두고 지켜보아야 할 것입니다. 일본 교토대학의 야마나카 신야 교수는 2012년 노벨생리의학상을 수상하였습니다. 유도만능줄기세포 연구를 주도하고 있는 일본은 2008년 야마나카 신야 교수가 총괄하는 유도만능줄기세포 연구센터를 설립한 이래로 2014년까지 1000억 엔의 연구비를 유망 연구팀 30곳에 지원하기로 하였습니다. 이중 유도만능줄기세포의 국제표준화 및 일본인 90퍼센트 이식가능 세포은행 구축에 50억 엔의 연구비를 지원하였으며, 교토대학교 유도만능줄기세포 연구센터를 거점으로 게이오 의대, 동경대 의대, 이화학연구소의 4개 그룹을 통해 유도만능줄기세포 네트워크를 형성하고 재생의료 실현화 프로젝트를 발족하고 27억 엔을 투자하였습니다.

성체줄기세포는 앞에서 설명했듯이 줄기세포 역사의 시작이었지만 연구의 유행에서 벗어나 있었습니다. 왜냐하면 성체줄기세포는 윤리적인 문제는 없지만 줄기세포로서의 능력이 떨어진다고 여겼기 때문입니다. 과거에는 한 조직에 있는 성체줄기세포는 오직 그

그림 2-6 **줄기세포를 만드는 여러 가지 방법**

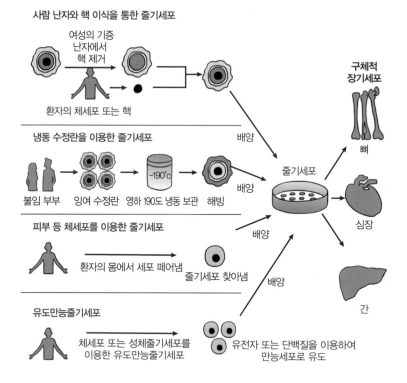

사람 난자와 핵 이식을 통한 줄기세포

여성의 기증 난자에서 핵 제거

환자의 체세포 또는 핵

냉동 수정란을 이용한 줄기세포

불임 부부　잉여 수정란　영하 190도 냉동 보관　해빙

-190℃

피부 등 체세포를 이용한 줄기세포

환자의 몸에서 세포 떼어냄

줄기세포 찾아냄

유도만능줄기세포

체세포 또는 성체줄기세포를 이용한 유도만능줄기세포

유전자 또는 단백질을 이용하여 만능세포로 유도

배양

줄기세포

구체적 장기세포

뼈

심장

간

조직의 세포로만 분화한다고 알려졌으나 최근의 기술 개발로 다른 조직의 세포로도 분화할 수 있다는 것이 확인되었습니다. 특히 조혈 모세포와 함께 중간엽줄기세포라는 성체줄기세포가, 특히 환자 본 인의 것은 윤리적인 문제도 없고 면역 거부반응이 생기지 않으면서 도 배양하여 반복해서 투여할 수 있는 장점 때문에 실제 사람의 세포 손상 문제를 해결할 수 있습니다.

성체줄기세포 중에서 중간엽줄기세포를 쉽게 얻을 수 있는 부위는 지방, 골수, 태반, 제대혈이 대표적입니다. 지방유래 중간엽줄기세포에 대해서는 다음에 자세히 알려주고, 오늘은 태반유래줄기세포에 대해서만 설명하겠습니다.

태반은 임신 중에 태아를 위해 특별히 만들어지는 조직으로 무게는 500그램, 지름 5~20센티미터, 두께 2~3센티미터 정도의 원반 모양입니다. 태반의 한쪽은 엄마와, 다른 한쪽은 태아와 맞닿아 있으며 그 사이 공간에 엄마의 혈액이 담겨 있어 태아에게 영양분을 공급합니다. 태반은 양막, 융모막, 탈락막으로 구성되어 있으며 태아의 성장을 돕고 미성숙한 태아의 심장, 폐, 간, 신장 등의 기능을 대신하고 해로운 물질의 침입을 방지하는 역할을 합니다.

태반의 양막은 앞으로 산업적인 응용이 크게 기대되는 부위입니다. 양막에는 제대혈에 존재하는 중간엽줄기세포 수보다 1000배 많이 들어 있습니다. 양막에는 중간엽줄기세포 이외에 상피줄기세포가 있습니다.

두고 보면 알게 됩니다. 양막에서 줄기세포를 추출하여 배양한 후 보관하면 그 아이뿐만 아니라 엄마·아빠 그리고 할머니·할아버지, 외할머니, 외할아버지 또 아이의 형제, 자매가 사용할 수 있게 될 것

각종 줄기세포의 장단점

종류	장점	단점
체세포복제 배아 줄기세포	이식거부반응이 없음 이론상 환자 맞춤형으로 만들어 이식할 수 있음	난자를 대량으로 사용해야 하므로 윤리적 문제 봉착 인간 복제 가능성
수정란 배아 줄기세포	다양한 세포로 분화 가능하여 많은 연구 성과가 나옴 줄기세포 은행 만들면 면역거부 반응 어느 정도 해결	수정란을 사용하기 때문에 생명 윤리 문제 상존 면역거부 반응 암이 발생할 수 있어 현재까지 임상적용이 불가능
유도만능 줄기세포	수정란을 사용하지 않아 윤리적 문제 해결 다양한 세포로 분화 가능 면역거부 반응 없음	암이 발생할 수 있어 현재까지 임상적용이 불가능 분화과정에서 조기 노화로 인한 분화의 증식능 제한
성체 줄기세포	수정란줄기세포 다음으로 세계 주력 연구분야 다양한 연구 성과 나옴 면역거부반응 없음(자가성체줄기세포) 안전성이 입증되어 임상에 적용되고 있음	배아줄기세포에 비해 분화능성은 떨어지나 다분화능이 입증됨 채취되는 부위에 따라 줄기세포 증식능이 제한됨

입니다. 태반의 양막줄기세포는 아이가 태어날 때 평생 단 한번밖에 얻을 기회가 없습니다. 우리가 알려야 합니다. 아기가 태어나는 것 자체가 축복이요 또한 태반에 존재하는 줄기세포는 큰 '생명의 선물'입니다. '보라 자식들은 여호와의 기업이요 태의 열매는 그의 상

그림 2-7 태반의 구조

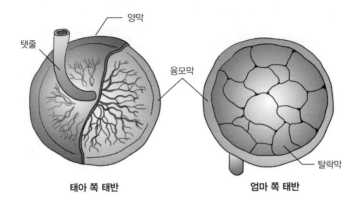

태아 쪽 태반   엄마 쪽 태반

그림 2-8 양막유래중간엽줄기세포와 양막유래상피줄기세포

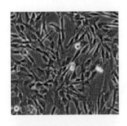

양막유래중간엽줄기세포Mesenchymal stem cell
치료제로 쓸 수 있는 충분한 세포 수 확보가 용이함.

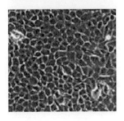

양막유래상피줄기세포Epithelial stem cells
상처 치유, 신경 분화, 표피조직 분화 능력이 뛰어남.
화상 치료, 안과 영역, 척수 손상, 파킨슨병 등에 적용
가능하나 특별한 배양 기술이 필요함.

급이로다(시편 127편).'

당신 콩쥐, 팥쥐 이야기 알지요? 아무리 팥쥐에게 돈과 정성을 들여서 분 바르고 가꿔도 자연 미인 콩쥐에게 당할 수 없으며 마음씨는 돈 주고도 못 사는 것입니다. 저는 우리 몸속 자신의 성체줄기세포가 콩쥐라고 생각합니다. 언젠가 진가가 나타나기를 기다리지 말고 그 진가를 아는 우리가 잘 돌보아야 합니다. 최선을 다해 정성을 들여서 그 진가를 발굴하고 능력을 키워줘야 합니다.

우리 몸은 세포가 건강하게 살아서 움직이는 생명체입니다. 만약 어떤 조직이나 장기의 세포가 건강하지 못하거나 죽는다면 몸도 건강하지 못하게 됩니다.

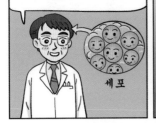

세포

우리 몸의 세포가 죽게 되면 새 세포가 생겨서 보충이 되어야만 해당 조직과 장기가 제 기능을 할 수 있습니다.

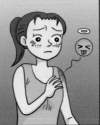

그래서 몸속에는 새 세포를 만들 준비가 되어 있는데 바로 줄기세포입니다. 즉 우리 몸의 자연 재생력의 원천인 셈입니다.

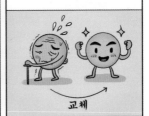

교체

줄기세포는 우리 몸을 구성하는 다양한 체세포로 분화할 수 있는 능력을 가진 미분화 세포입니다.

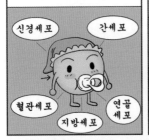

신경세포   간세포
혈관세포   연골세포
지방세포

미분화 상태이므로 적절한 조건을 맞춰주면 줄기세포는 필요한 조직 세포로 분화할 수 있습니다.

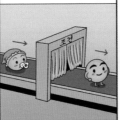

조건

줄기세포는 체세포보다 더 많이 분열하면서 생존할 수 있습니다. 이러한 성질이 줄기세포의 자가복제 능력이며, 일반 세포와 줄기세포의 대표적인 차이점입니다.

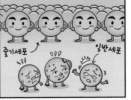

줄기세포   일반세포

어떻게 활용하느냐에 따라 어떤 부위의 손상에도 적용이 가능한, 정말 기대되는 의료혁명의 중심축이라고 할 수 있습니다.

의료혁명

앞으로 할 일이 많습니다. 줄기세포의 체내 메커니즘 연구는 물론이고, 서민들도 줄기세포 기술의 혜택을 볼 수 있도록 줄기세포 배양 원가를 최대한 절감하는 실용기술도 개발해야 합니다.

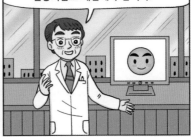

우리 몸속 자가성체줄기세포는
재활, 재생의 기본입니다

 사람이 감당할 시험밖에는 너희가 당한 것

이 없나니 오직 하나님이 미쁘사 너희가 감당하지 못할 시험당함을 허락하지 아니하시고 시험당

할 즈음에 또한 피할 길을 내사 너희로 능히 감당하게 하시느니라.

내 몸속 줄기세포 같은 당신에게

돌이켜보니 이곳에 오기 전에는 어떻게 살았나 싶습니다. 많은 사람을 만나고 직원들과 회의하고 서류에 결재하고 연구개발 방향을 논의하고, 국내 사업장과 해외 연구소와도 협의하고……. 정신없이 살다보니 깊이 생각할 여유가 없었고 순간적인 판단으로 결정하다 보니 실수도 많았습니다. 조급해지고 조그만 일에도 화를 내는 악순환이 반복되었습니다. 이제는 진정으로 영생을 생각하며 자유롭고 평안하게 맡은 일에 집중할 수 있게 되었습니다. 다른 사람들을 섬

기며 함께 십시일반으로 힘을 합해서 목표를 달성할 수 있도록 겸손과 믿음을 회복해서 얼마나 감사한지 모릅니다.

지미 카터 전 미국 대통령이 쓴《나이 드는 것의 미덕》을 읽어 보니 본받을 점이 너무 많습니다. 재미있는 것은 그는 이미 치매 예방을 위한 행동을 습관적으로 하고 있다는 사실입니다. 1924년 생이니까 우리 나이로 90세인데, 지금도 매일 하루 5킬로미터씩 조깅을 합니다. 독실한 침례교인인 그는 "지혜란 인생에서 중요하지만 확실치 않은 일에 대해 올바른 판단을 내릴 수 있는 능력"이라는 정의를 좋아하며 하나님께 지혜를 구하는 사람입니다. 운동, 기도와 함께 철저한 금연이 눈에 띕니다. 카터 전 대통령은 가족력인 췌장암을 금연으로 피하고 있는 것 같습니다.

또한 가족과 지역공동체와의 적극적인 유대 관계를 지속하고 있습니다. 부인 로잘린 여사와 함께 '사랑의 집짓기 운동(미국의 밀러드 플러 부부에 의해 1976년 창립되었으며 민간 그리스도교 자원봉사단체로, 지금까지 전 세계 60여 개 국에서 6만여 채의 주택을 지어 빈민들에게 나눠주었다)'에 적극적으로 참여해 기금을 모으는 한편, 해마다 세계 곳곳을 돌아다니며 빈민 가정에 집 한 채 지어주는 일을 돕고 있습니다. 70대에도 새로운 것을 배웠습니다. 부부가 낚시를 함께 즐기고, 함께 등산을 하며, 예순두 살에 스키를 배웠습니다. 부부가 테니스도 함께

치고 저술활동을 활발히 하고 있습니다. 목공 일도 열심히 하고 있습니다. 그는 행복의 근원을 가족에게서 찾고 있다고 합니다.

카터 전 대통령 부부는 식사에도 신경을 씁니다. 음식 재료를 고를 때 라벨에 적혀 있는 콜레스테롤, 칼로리, 소금과 포화지방의 양을 세심하게 살핍니다. 매일 아침 몸무게를 잽니다. 적절한 체중을 유지하려는 노력입니다. 그리고 유언장을 미리 작성해 놓았습니다.

무엇보다 부러웠던 것은 로잘린 여사를 '완벽한 동반자'라고 여기고 있는 것입니다. 저도 당신과 '완벽한 동반자'로 살려고 합니다. 그는 행복과 평화, 기쁨, 만족, 모든 형태의 사랑을 추구하는 것이야말로 진정한 미덕으로 향하는 열쇠라고 강조합니다. 이 책을 읽으면서 진정으로 그를 존경하게 되었습니다. '후회가 꿈을 대신하는 순간부터 우리는 늙기 시작한다'는 마지막 글은 오랫동안 기억하고 싶어 소리 내어 반복해서 읽었습니다.

온전한 정신과 육체를 위해 제 편지에서 알려주는 것을 실천해야 합니다. 줄기세포를 보관하는 것도, 줄기세포를 보충하는 것도 보람 있는 인생의 마무리를 위한 것이 되어야 합니다. 지난번에는 치매 치료와 예방을 위한 소망이 될 수 있는 줄기세포가 무엇이며 어떤 종류가 있는지 알아보았습니다. 오늘은 성체줄기세포 중에서 중간엽줄기세포, 그중에서도 지방조직에 존재하는 중간엽줄기세포에 대하여 살펴보려고 합니다.

중간엽줄기세포는 성체줄기세포의 일종으로 방추상 모양을 하고 있으며 배양 시 배양 접시의 바닥에 붙어서 자라는 특징이 있습니다. 그런데 재미있는 것은 중간엽줄기세포의 놀랄 만한 환경 조절력입니다. '중용'을 좋아하는 성질을 가지고 있습니다. 과다한 체내 반응은 줄여주고 정상보다 약해진 것은 강화시켜주는 우리 몸의 보호자라고 할 수 있습니다. 중간엽줄기세포를 임상에서 활용하기 위한 조직 채취 과정이 간단하고 고통이 따르지 않으면 좋습니다. 언제든지 채취할 수 있으며 줄기세포를 넉넉히 함유하고 있는 부위가 바로 지방조직입니다. 또한 면역 거부반응을 걱정할 필요가 없는 본인의 줄기세포가 더 좋습니다. 우리는 지방, 태반, 골수, 제대혈에서 중간엽줄기세포를 얻어서 치매를 비롯한 각종 세포손상질환 치료에 대한 연구를 하고 있습니다. 그러니까 제대혈과 지방, 중간엽줄기세포는 같은 것입니다. 말하자면 일란성 쌍둥이가 미국, 한국, 유럽, 아프리카에 떨어져 있다고 보면 됩니다.

그런데 몸에서 조직을 채취하고 거기서 다시 줄기세포만 채취하여 질병 치료에 바로 적용하는 것은 어렵습니다. 왜냐하면 줄기세포의 숫자가 너무 적기 때문입니다. 우리가 밥을 먹을 때 어느 정도의 양이 되어야 배부름을 느끼듯이 줄기세포 치료의 경우도 일정 수 이상의 줄기세포가 보충되어야 재생효과를 충분히 발휘할 수 있습니다. 일부 병원에서 줄기세포 치료라고 선전하고 있는 경우는 줄기세포를 추출만 해서 투여하기 때문에 피부재생 효과를 제대로 볼 수 없고 무릎연골세포의 재생도 적게 되어 효과가 크지 않습니다. 무늬만 줄기세포 치료인 것입니다. 예를 들어 뱃살지방 10그램을 뽑아서 줄기세포를 추출해도 수백만 개의 줄기세포를 얻기는 쉽지 않습니다. 이것을 줄기세포 치료라고 하면서 백만 원을 받는다고 가정하면 엄청나게 비싼 의료 서비스를 받는 상황이 됩니다. 따라서 배양을 해서 중간엽줄기세포를 많은 수로 늘려주어야 금액 대비 충분한 효과를 볼 수 있습니다.

미국의 하버드대학교에 들어가는 것이 목표라고 한다면, 미국·유럽·한국·아프리카에 떨어져 있는 쌍둥이들이 각각 다른 수준의 질 높은 교육이 필요합니다. 지방, 태반, 제대혈, 골수에 있는 중간엽줄기세포를 임상적으로 적용하려면 배양을 해야 한다고 했지요? 배양하는 방법에 따라 사람에게 안전하면서도 효과적으로 적용할 수 있는지가 결정됩니다. 결국 배양기술이 핵심이라고 할 수 있습니다. 앞으로 줄기세포 시대가 도래하게 되면 안전하면서도 활성이 높은 줄기세포를 저렴하게 대량 배양하는 기술이 요구될 것이며, 이 줄기세포를 각종 질환에 어떻게 적용하는 것이 좋은지, 그리고 기존의 의료기술과 접목하는 노하우를 가지게 되면 명의가 될 것입니다. 제 생각으로는 지방조직에서 중간엽줄기세포를 추출하여 이용하는 것이 대세가 될 것으로 전망하고 있습니다. 20~30년 후를 예상해보면 태반유래중간엽줄기세포가 활발하게 이용되겠지만 노령화시대에 퇴행성 세포손상질환을 위한 자가성체줄기세포의 적용은 단연 지방줄기세포일 것입니다. 우리는 이미 그 가능성을 예측할 수 있는 과학적 근거를 가지고 있습니다.

첫째로는 혈관 재생 작용에 대한 과학적 근거를 가지고 있습니다.

한국에서는 이미 버거씨병이라는 혈관손상질환에 대한 동물실험이 끝나고 환자를 대상으로 한 안전성과 유효성 시험이 완료 단계에 있습니다. 발이 썩어 다리를 자를 수밖에 없는 버거씨병 환자라도 '바스코스템'이라는 자가지방줄기세포 치료제가 나오면 다리를 자르지 않고 건강하게 살 수 있습니다. 자가줄기세포라 한 번 채취하여 보관하였다가 다시 주사를 맞을 수도 있고 다른 세포손상질환이 왔을 때 사용할 수도 있습니다. 기술이 더 발전하면 보관했던 일부의 지방줄기세포를 역분화시켜 역분화줄기세포를 만들어 사용할 수도 있습니다.

또한 당뇨 합병증의 하나인 당뇨족(족부궤양)에 대한 증거도 있습니다. 조선래 씨의 사례를 들어보겠습니다.

저는 1993년에 당뇨병 판정을 받았습니다. 처음엔 당뇨병이란 진단에 너무 억울하고 황당했지만 혈당관리를 소홀히 하면 무서운 합병증으로 오래 살 수 없다는 두려움과 아내의 간곡한 권유로 운동과 식사요법을 병행하면서 오로지 당뇨를 완치시킬 수 있는 특효약이 개발되기만을 학수고대했습니다.

그러던 중 1998년 제천 소재 내과에서 향후 10년간 책임지고 치료해준다고 해서 약 3년간 처방해주는 병원약과 당부를 철저히 준수하였으나 날이 갈수록 혈당치가 상승(공복혈당 평균 200~250, 식후 2시간 혈당 평균 400~450)될 뿐만 아니라 얼굴과 다리의 심한 부종과 하룻밤에 5~6회씩 소변 때문에 숙면을 취하지 못했습니다. 그럴수록 성격은 난폭해지고 사소한 참견에도 혈기가 솟구쳐 대인관계까지 기피할 지경이었습니다.

당뇨를 극복하기 위하여 그동안 안 먹은 것이 없었으며, 전국을 돌아다니며 당뇨 세미나에 참석하여 새로운 정보와 지식도 습득했습니다. 용하다는 당뇨 전문의와 당뇨 관련 책자에 의하면 "당뇨는 혈당과 당화혈색소로 말하며 오로지 합병증으로 죽는다"는 말을 수없이 반복하여 들으면서도 "설마 나한테도 합병증이 오겠어? 올 테면 와보라지"라고 체념 반 두려움 반으로 지내던 중 드디어 천형처럼 합병증이 찾아왔습니다.

어느 날 새벽 갑자기 가슴이 답답하고 구토와 가슴을 움직일 수 없을 만큼의 강한 통증을 느껴 병원을 찾았고, 심근경색이란 진단을 받고 원주기독병원에서 스텐 2개를 삽입하는 수술을 하였으며 발과 다리의 쓰리고 아리고 화끈거리는 손발 저림 증상으로 인하여 밤새도록 다리를 붙들고 하염없는 눈물을 쏟으며 뜬눈으로 밤을 새기가 다반사였습니다.

인슐린펌프에 의존하며 당뇨 혈당관리에 온갖 지극정성을 쏟던 중 2010년 5월 초순 경 왼쪽 발가락에 작은 물집의 상처가 생기더니 순식간에 다섯 발가락이 까맣게 썩기 시작했습니다. 답답하고 안타까운 마음에 제천소망의원에 내원하여 상담을 받으니, 당뇨로 인한 족부궤양에는 특별한 치료법이 없다는 대답을 듣고 낙심하던 중 지인의 소개로 줄기세포에 대해 알게 되었습니다.

드디어 2010년 9월 15일 교토병원에서 정맥 2억셀, 왼쪽 발등 족부궤양 상처에 5천만 셀, 오른쪽 다리 정강이 아래에 5천만 셀 등 총 3억 셀을 맞았습니다. 당시 제 솔직한 심정은 체념 반 기대 반, 우려 등 갖가지 감정이 교차했습니다.

그런데 시술 후 얼마 지나지 않아 왼쪽 상처 부위에 따스한 온기가 스며들었고 평소 시리고 쓰리면서 화끈거리던 오른쪽 다리의 증상도 놀랍게 호전되는 듯했습니다. 그리고 바늘로 쑤실 듯 참을 수 없었던 통증마저 말끔히 사라져서 저는 감격에 겨운 기도를 올렸습니다.

이후 좀 더 시간이 지나자 고름투성이었던 상처 부위는 70~80퍼센트 정도 호전되었고 다시 10여 일이 지나니 약 90퍼센트 이상 상태가 좋아져서 새까맣게 썩어 들어가던 상처 부위에 어느덧 새살이 돋아나기 시작하였습니다.

그림 2-9 조선래 씨 발사진

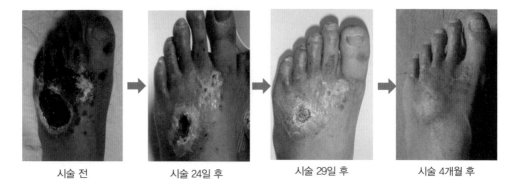

| 시술 전 | 시술 24일 후 | 시술 29일 후 | 시술 4개월 후 |

그 후, 중국 연길에서 2차로 3억 셀을 시술받았더니 당뇨로 인한 합병증이었던 왼쪽 발 족부궤양과 오른쪽 손발 저림이 정상에 가까운 수준으로 낫게 되었을 뿐만 아니라 평소 칙칙하고 푸석하던 얼굴이 맑고 깨끗하게 되어 지인들과 가족들로부터 얼굴색이 좋아졌다는 인사를 듣기에 바쁠 지경이었습니다. 또 심한 피로감과 무력감이 씻은 듯 사라지고 삶의 의욕이 넘쳐나서 하루하루가 너무나 감사하고 기쁠 뿐입니다.

둘째로 면역조절 작용에 대한 과학적 근거가 충분합니다.

제가 줄기세포에 미치게 된 이유가 바로 자가면역질환에 대한 효능을 눈으로 확인하고부터입니다. 인생은 선택이요 모험입니다. 2005년 말에 줄기세포 연구소를 발족하여 버거씨병에 대한 자가지방줄기세포 치료제를 개발하게 되었고, 투여 경로에 대한 연구를 하

그림 2-10 정맥 내로 줄기세포를 투여받는 모습

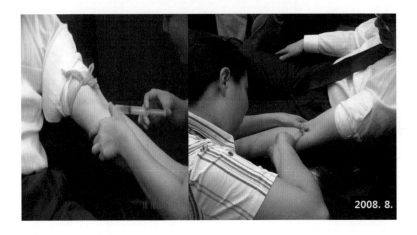

2008. 8.

면서 정맥 내 투여가 편하겠다는 생각을 하게 되었습니다. 그래서 해외 논문도 찾아보고, 우리 연구진도 독자적으로 동물을 대상으로 우리가 배양한 지방줄기세포를 정맥 내로 투여해보면서 사람에게도 안전하게 정맥 내 투여를 할 수 있다고 판단하기에 이르렀습니다. 2008년 8월 제가 직접 제 지방줄기세포를 정맥 내로 투여받았습니다.

어려서부터 아토피가 심했고 B형간염 항원을 가지고 있어서 간 기능에 대한 걱정도 있었지만 무엇보다도 제 몸을 실험도구로 정맥 내 투여의 안전성을 입증해보고 싶었습니다. 지금까지 5년 동안 54회를 정맥 내로 투여받았는데, 감사하게도 이렇게 멀쩡하게 살아서 당신에게 편지를 쓰고 있습니다.

지방줄기세포는 체내에 들어가서 여러 가지 싸이토카인을 분비하여 자가면역에 의해 자기세포를 죽이는 Th1 림포사이트(살상 T세포)의 활성을 억제하거나 조절 T림포사이트(reg T세포)와 Th2림포사이트(보조 T세포)의 활성을 증가시켜 자가 세포를 죽이는 Th1 림포사이트의 기능을 억제함으로써 면역조절능력을 발휘합니다. 또한 체내 재생능력을 강화시켜 새로운 체세포가 생기도록 합니다.

앞서도 밝혔듯이 자가면역질환에 대한 효과를 목격한 후 저는 평생을 줄기세포 연구에 바치기로 하였습니다. 아래쪽 그림에서 왼쪽(그림 2-11)은 배양 중인 줄기세포의 사진이고, 오른쪽(그림 2-12)은 미국인 화가 존 컬리슨이 그린 그림입니다.

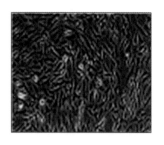

그림 2-11 **배양 중인 줄기세포**

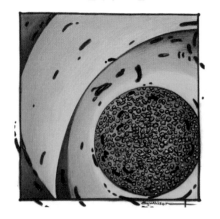

그림 2-12 **존 컬리슨이 그려서 선물한 줄기세포 그림**

다음은 미국인인 존 컬리슨과 클로이의 사례입니다.

미국의 현대미술가 존 로튼 컬리슨 씨는 류머티스 관절염과 퇴행성 관절염이 동시에 발병, 관절염이 심해 붓을 들기도 어려운 지경에 이르렀다. 결국 그는 작업을 할 때면 마약성 진통제를 복용했다. 때문에 언제나 몽롱한 상태에서 그림을 그렸다. 그래서 그는 화가로서의 인생을 거의 접기에 이르렀다. 그러던 중 2008년 12월, 존 로튼 컬리슨은 미국 플로리다에서 나와 만났다. 당시 그는 2년 동안 전혀 그림을 그리지 못한 상태였다. 극심한 통증을 치료하기 위해 한 달 치료비로만 7천 달러 정도를 사용하고 있던 상황이었다. 그런 그가 줄기세포 치료에 동의했고, 플로리다에서 그의 지방 5그램을 채취했다. 그의 지방은 매릴랜드 소재 알앤엘줄기세포 연구소로 보내져 배양되었다. 컬리슨 씨는 법적으로 줄기세포 치료가 허용된 중국에서 2주 동안 6억 개의 줄기세포를 맞고, 다시 한국에 와서 재활 치료를 하였다. 한국에 있었던 2주 동안 진통제를 먹지 않게 되었고, 다시 그림을 그릴 수 있게 되었다. 줄기세포를 맞은 지 10개월이 지난 시점에 그는 30알 이상 복용하던 모든 약을 끊게 되었고, 이로써 연간 1만 달러에 달하는 약값을 절약하게 되었다. 존 컬리슨 씨는 관절염 치료를 위해 줄기세포를 맞은 후 빈혈증도 동시에 치료되었고 건강해져 현재는 정상적으로 작품 활동을 하고 있다.

미국의 여대생, 이제는 수영 선생님이 된 클로이와 그 가족들이 보고 싶습니다. 다음은 클로이의 사례입니다.

자가면역질환으로 청력을 잃은 클로이는 줄기세포를 주사받고 3개월 만에 청력이 정상에 가깝게 돌아왔다. 그녀의 청력 치료를 위해 줄기세포 전문가로 명성을 날리고 있는 테네시 의과대학교 유태준 교수와 우리 연구진이 손을 잡고 나섰다. 오페라 가수를 꿈꾸던 클로이의 청력은 15세 때부터 약해지기 시작해 17세엔 청력이 거의 소실되었다. 자가면역질환을 앓고 있던 클로이는 스테로이드 치료를 받았으나 효과가 없었다. 연구팀은 클로이에게 줄기세포를 주입하기 위해 2009년 6월 미국의 한 병원에서 클로이의 지방을 채취해 줄기세포를 추출한 뒤 이를 한국으로 옮겨 약 4주 동안 배양했다. 줄기세포 주입은 일본의 클리닉에서 이뤄졌다. 줄기세포는 5일 간격으로 정맥과 청각기관 부근에 3차례 주사됐다. 줄기세포 시술 3개월 후 클로이는 청력 검사를 받았다. 검사 결과 청각이 완전히 소실됐던 왼쪽 귀가 정상치 대비 약 50퍼센트의 청력을 회복한 것으로 나타났다. 청력이 50퍼센트 정도 감소해 있던 오른쪽 귀는 정상의 90퍼센트에 달할 정도로 회복됐다. 또한 11개월 후 청력검사에서는 양쪽 귀 모두 정상으로 회복되는 놀라운 결과를 보였다. 클로이의 부모 모두 의사인데, 처음에는 어머니가 줄기세포 치료를 극구 반대했다. 하지만 우리의 지방줄기세포 치료법이 자기 자신의 줄기세포를 이용하는 것이라서 해로울 것이 없고, 배양 과정에서 유전자 변이와 암을 발생시키지 않는다는 결과를 본 후 줄기세포의 안전성에 대한 확신을 가지게 되었고, 클로이는 줄기세포 치료를 시작할 수 있었다. 치료가 끝난 후 클로이의 어머니는 줄기세포가 '기적의 선물'이라며 "전 의료계에서 클로이의 케이스에 대해 알았으면 좋겠고, 이처럼 앞선 줄기세포 치료 기술이 미국에서도 상용화될 수 있도록 최선을 다하겠다"고 말했다. 이제 클로이는 오페라 가수가 되겠다는 자신의 꿈을 다시 펼칠 수 있게 되었다.

클로이 가족과는 자주 연락도 했습니다. 1년에 한두 번은 꼭 만났고 안과의사인 클로이 엄마 베로니카 솔 박사와 녹내장에 대한 줄기세포 치료효과를 함께 연구하고자 카리브해에 있는 세인트키트를 방문, 원숭이 시험 농장도 둘러봤습니다. 제가 이곳에 오지 않았다면 지금쯤 한창 연구가 진행 중일 텐데, 아쉬움이 몰려옵니다. 다음에 우리 함께 세인트키트 섬에 가면 좋겠습니다.

김수영 씨도 생각납니다. 류마티스 관절염이 너무 심해서 잘 일어설 수도, 걷지도 못했는데 정말 많이 좋아졌습니다. 다음은 김수영 씨가 저에게 보낸 편지입니다.

박사님 안녕하세요, 김수영입니다.

예전에는 온몸이 천근만근이었으며, 다리는 서 있기도 힘들고 겨우 간신히 3미터 정도 발을 떼었습니다. 왼쪽 팔은 스스로 들기도 힘들어 오른손으로 들어 올렸습니다. 손힘도 약했고 몸은 전체적으로 부어서 턱이 두 개처럼 보였습니다. 잠자는 것조차 힘들었고 또 잠이 들어도 자다 깨다를 반복했습니다. 아직 사람이 되기 전의 로봇과 비슷했습니다. 말로 표현할 수 없을 정도의 통증으로 방에서만 지내야 했습니다.

2012년 10월에 처음 줄기세포를 체험했을 때, 오랜만에 먼 여행을 하기도 하고 차를 타고 오를 적마다 무릎을 세우지 못하는 저를 두세 사람이 끌어올리고 내리고를 반복해서인지 어깨도 너무 아팠습니다. 줄기세포를 맞은 여파인지는 몰라도 밤에 침대에 누웠는데 몸이 감당이 안 될 정도로 너무 힘들어서 밤새 끙끙 앓았습니다.

그런데 집에 온 후에는 비록 목발에 의자까지 동원해 짚고 걸었지만 방을 떠나 거실 끝까지 12미터 정도 걸을 수 있게 되었습니다. 4배는 더 걸은 것입니다. 꿈인가 생시인가 했습니다. 기적이 일어난 겁니다.

두 번째 체험할 때에는 첫 번째 맞을 때보다 컨디션이 좋아졌습니다. 집에 와서 걸어보니 먼저 번에는 거실 끝 까지 가기만 했는데 이젠 왕복이 가능 해졌습니다. 훨씬 가볍게 조금 더 빨리 걸을 수 있었습니다. 얼굴은 물론이고 손, 팔, 발, 다리, 몸의 붓기도 빠졌습니다. 손힘도 좋아져서 이렇게 글씨도 힘 있게 쓰고 PC로 워드를 칠 때

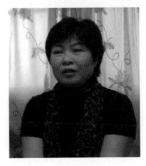

김수영 씨

도 손가락이 아프지 않았습니다. 팔꿈치도 뻑뻑한 게 풀려서 자유자재로 올렸다 내렸다 하고 큰 물병도 잘 들어올립니다. 맘대로 다 됩니다. 만~세!! 이제 사람이 되었습니다. 친구들이 저를 보러 와서는 정~말로 얼굴 붓기도 빠지고 젓가락질도 잘한다고 신기해했습니다.

12월에 세 번째로 체험한 후에는 기존엔 차에 오르내릴 때 두세 명이 낑낑대며 도와주셨는데 이제는 한 명이 세워주면 가볍게 타고 내렸습니다. 현지 가이드님이 눈을 동그랗게 뜨고 깜짝 놀라며 연신 "많이 좋아지셨습니다" 했습니다. 컨디션도 최상으로 좋아져서 저녁 때도 나가서 함께 즐겁게 식사했습니다. 이젠 한 번 잠을 자면 자꾸 깨던 일도 없어지고 잘 잡니다. 걸어보니 목발로만 좀 더 가볍게 좀 더 빨리 걷게 되었습니다. 어머님이 "더 나아졌다 더 나아졌어" 하고 기뻐하십니다. '자가지방유래 중간엽줄기세포' 체험 후 두 달 반의 이야기입니다. 그동안 걷질 않아서 근육이 약해져 있기에 걸어보는 연습을 계속 잘해서 반드

시! 걷겠습니다. 앞으로 건강이 더 좋아지리라 생각합니다.

김수영 올림

저희 연구팀은 자가지방줄기세포의 자가면역질환에 대한 임상사례를 해외 과학저널인 〈Journal of Translational Medicine(병진의학저널)〉에 발표하였습니다. 자신 있게 예상합니다. 자가면역질환에 대한 안전하고도 효과적인 치료방법으로 자가지방줄기세포 정맥주사 요법이 수년 내에 표준 치료법이 될 것입니다. 저는 중증자가면역질환에서 고통받는 환자들이 행복해질 수 있도록 기도하고 줄기세포로 돕고 싶습니다.

노인이 되어 소망하는 것 중에 하나가 혼자서도 잘 걸어 다닐 수 있는 행복일 것입니다. 그런데 퇴행성관절염이 와서 무릎이 아프면 잘 걷지 못하고, 잘 걷지 못하니까 근육도 약해지게 됩니다. 또한 이로 인해 다른 노인성 질병이 심해지게 됩니다. 퇴행성관절염이 심하게 되면 인공관절수술을 받게 됩니다. 최근에는 젊은 사람들도 퇴행성관절염 환자가 많습니다. 격한 운동을 하는 사람들이 많아져서 그렇습니다.

이제는 걱정할 필요가 없습니다. 자신의 지방줄기세포를 배양하여 주사로 간단히 연골세포를 재생시켜 퇴행성관절염을 치료할 수 있습니다. 한국에서는 너무 엄격한 규제 때문에 앞으로 3년은 지나

그림 2-13 **퇴행성관절염 환자를 대상으로 한 줄기세포 임상 결과**

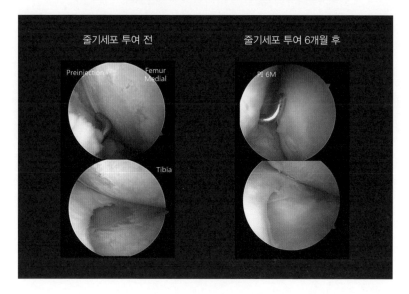

야 의약품으로 허가받을지 모르지만, 일본 정부는 재생의료를 성장 동력 산업으로 선정하여 규제를 완화하고 있습니다. 일본 후생성에서 제출한 재생의료촉진법안이 국회에서 통과되어 발효되었습니다. 또한 재생의료제품(의약품)은 단기간의 안전성 시험을 통해 인체 안전성이 입증되고 효능이 예측되는 경우 최대 7년까지 임시허가를 내줘서 사용토록 하고 추가 효능시험을 계속 진행하여 그 결과에 따라 최종허가를 내주는 내용으로 약사법이 개정되었습니다.

한국에서는 이미 안전성 시험도 끝났고 효능탐색 시험도 끝났습니다. 한국에서 먼저 시작하면 일본·중국뿐만 아니라 전 세계에서 퇴행성관절염 환자가 한국에 와서 줄기세포를 투여받아 치료하고 관광도 하고 결국은 한국의 팬이 될 텐데, 주도권이 일본으로 넘어가는 것 같아 안타깝습니다.

저는 다른 연구자들보다 조금 먼저 지방줄기세포의 가능성을 확인하는 은혜를 입었습니다. 또한 제 머릿속에는 여러 가지 줄기세포 시대를 향한 아이디어가 샘솟고 있습니다. 그러나 앞으로는 더욱 겸손하게 기도하면서 신중하고 철저하게 준비하려고 합니다.

저는 1993년에 당뇨병 판정을 받았습니다.

혈당관리를 소홀히 하면 무서운 합병증으로 오래 살 수 없다는데..

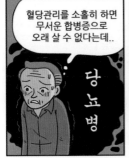

그 후 그동안 게을리 했던 운동과 식사요법도 했습니다. 병원에서 처방해주는 약을 먹고 당료관리도 철저히 했습니다.

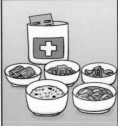

하지만 날이 갈수록 혈당치가 상승했고 얼굴과 다리의 부종이 심해졌습니다. 하룻밤에 5~6회씩 소변 때문에 숙면을 취하지 못했습니다.

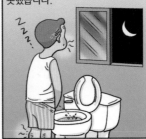

당뇨병 환자이기에 불편함을 무릅쓰고 인슐린펌프를 허리에 차고서 하루하루의 고된 삶을 살아갔습니다.

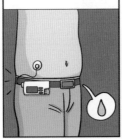

하지만 천형처럼 합병증이 찾아왔습니다. 심근경색이라는 진단을 받았고 족부궤양까지 생겨 다리를 절단해야 하는 상황까지 오게 되었습니다.

다리를 절단해야 한다니...

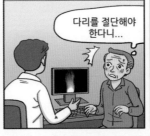

현대의학으로도 고칠 수 없어 포기하고 있을 때 줄기세포 치료라는 희망을 발견했습니다.

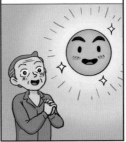

드디어 2010년 9월 15일 가족의 반대에도 불구하고 일본 병원에서 줄기세포 시술을 받았습니다.

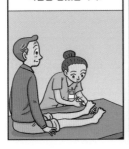

시술 후 얼마 지나지 않아 족부궤양과 손발 저림이 조금씩 호전되더니 지금은 정상에 가까운 수준으로 낫게 되었습니다. 얼굴에 화색이 다시 돌고, 피로감과 무력감이 사라져 삶의 의욕이 넘쳐납니다.

의욕 충만

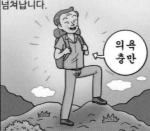

저 같은 사람을 위해 하루라도 빨리 줄기세포 시술이 국내에서도 이루어지기를 소망합니다.

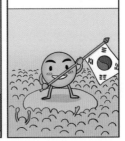

줄기세포의 가능성이
현실이 되고 있습니다

자기의 육체를 위하여 심는 자는 육체로부
터 썩어질 것을 거두고 성령을 위하여 심는 자는 성령으로부터 영생을 거두리라.

샛별 같은 당신에게

'미련한 자는 곡물과 함께 절구에 넣고 공이로 찧을지라도 그 미
련은 벗어지지 아니 하느니라.' 돌이켜보니 제가 참으로 미련한 사
람입니다. 어리석고 연약하고 부족합니다. 교만한 인간입니다. 새벽
기도하면서 묵상하노라니 아직 멀었습니다.

감사로, 사랑으로, 나눔으로 일하면서 살아갈 수 있도록 기도와
말씀으로 완전히 영혼을 정화시킬 때 '죽음에서 생명으로' 진정 새
로운 인생을 살 수 있음을 알았습니다. 그래야만 영적 치매를 치료

할 수 있습니다.

육체의 치매에 걸렸을 때도 뇌신경세포가 재생되고 뇌 신경연결망이 복구되어야만 기억력이 정상화되고 인지능이 좋아질 것입니다. 신경세포의 재생은 줄기세포가 잘 작동되어야 할 것이며 신경전달물질이나 신경영양인자들이 적절하게 분비되어 작용해야만 뇌 신경연결망도 복구될 수 있습니다.

치매뿐만 아니라 파킨슨병, 교통사고로 인한 뇌신경손상, 척수손상 등 중추신경계 손상질환도 같은 이치입니다. 명동돈까스 윤종근 회장님이 떠오릅니다. 윤 회장님을 생각할 때면 '아버지'의 진짜 사랑이 떠오릅니다. 윤 회장님의 아들은 1990년 7월 교통사고로 머리를 심하게 다쳐 식물인간으로 중환자실에 있다가 3개월 만에 깨어났습니다. 그 아들을 위해 당신의 모든 것을 바쳐서 돌보는 부정父情을 지켜보면서 이루 말할 수 없는 감동을 받았습니다. 아들은 기적처럼 깨어났지만 말이 어눌해졌고, 기억력이 현저히 떨어졌으며, 거동이 불편했습니다. 다양한 재활치료를 받았지만 상태가 호전되지는 않았습니다. 그렇게 20년의 세월이 흘렀습니다. 그리고 2010년 12월부터 지방줄기세포를 배양하여 보관하고 정기적으로 정맥 내와 척수강 내로 줄기세포를 투여받았습니다. 그 결과 기억력과 판단력이 많이 회복되었고, 언어 능력과 보행 능력이 향상되어 주위에서도 놀랄 정도가 되었습니다. 윤 회장님 본인도 아들과 함께 줄기세포 투여를 받았습니다. 1935년생이니 올해 80세인데 2009년 퇴행성 척수협착증 수술을 받아 힘들게 걷기는 하지만 허벅지, 종아리, 발바닥이 시리고 무겁고 저리며 너무 차가워서 얼마 걷지를 못했습니다. 하지만 이제는 지팡이 없이 걷는 정도가 되었고 수술 후 아팠던 증상들이 거의 없어져서 정상에 가까운 생활을 하게 되었습니다.

척수손상장애인 안형석 씨도 자신의 지방줄기세포를 배양하여 투여받고 삶의 자신감을 얻게 되었습니다. 그는 6년 전 뜻하지 않은 실족사고로 척추 3, 4번이 골절되었고 목의 척수신경이 손상되어 호흡곤란, 사지마비와 만성통증을 경험하였습니다. 그후 약 2년간의 재활을 통해 절룩거리며 겨우 혼자 걸을 정도가 되었지만 몸 전반에 강직과 심한 저림, 통증이 있고 힘 쓰는 일을 못하는 상태였습니다. 큰 기대는 하지 않고 2012년 초부터 지방줄기세포를 배양하여 투여받았는데 기대한 것보다 눈에 띄는 변화가 온 것입니다. 3회 투여를 받은 후 3개월이 지났는데 몸무게도 5킬로그램 정도 늘면서 몸의 상태가 좋아졌고 통증이나 저림도 경감되었으며 유연성이 증가하였습니다. 그리고 잠을 잘 자게 되었습니다. 전에

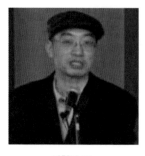

안형석 씨

는 통증이나 강직 때문에 자주 잠을 깼었는데 이제 잠을 푹 자게 되었습니다. 피곤을 덜 느끼게 되었고, 지구력도 좋아졌습니다. 3년 전부터 수영을 꾸준히 하고 있는데 줄기세포 투여 전에는 수영을 마치면 기운이 쭉 빠지고 숨이 차서 헉헉 거렸는데 이제는 *끄떡없습니다*. 또 변화된 것은 지팡이 없이 다닐 수 있는 거리가 늘었고 걷는 속도도 빨라졌습니다. 정말 신기하다고 생각했습니다. 안형석 씨는 이제 다시 직장생활에 복귀할 것이라고 했습니다.

이러한 성체줄기세포를 이용한 치매를 비롯한 신경계 질환 치료는 줄기세포가 특정한 조건에서 신경세포로 분화되는 것이 확인되면서 시작되었습니다. 줄기세포를 배양하여 뇌에 직접 주사하거나 정맥 내 또는 동맥 내로 투여하여 줄기세포가 뇌에 도달하면 신경세포로 분화되어 신경세포가 많이 죽은 환자의 뇌에 새로운 신경세포가 재생되거나 원래 주변에 존재하는 신경세포의 활성을 증가시켜 질병을 치료합니다. 우리가 알아본 것처럼 치매의 중요한 원인 중에 뇌졸중이 있습니다. 뇌졸중에 대한 줄기세포치료법이 활발히 연구되고 있습니다. 불과 십수 년 전까지만 해도 중추신경계는 재생되지 않는다고 알려졌었지만 최근 들어 신경재생이 된다는 것이 밝혀졌습니다. 우리는 줄기세포 연구영역에 있어서 겸손해야 합니다. 저는 자칭 타칭 유명 줄기세포 연구자들을 만나봤는데 정말 아쉬운 것이 '겸손'입니다.

지금 증명되지 않았다고 거짓이라고 매도하는 것이 아니라 새로운 접근에 대한 도전을 격려하고 함께 힘을 모아 난치병 정복이라는 소망을 이루어 나가야 합니다. '보라 나중 된 자로서 먼저 될 자도 있고 먼저 된 자로서 나중 될 자도 있느니라(누가복음 13장 30절).' 치매라는 난치병 정복 연구, 나중에 시작했어도 먼저 성공할 수 있습니다.

중추신경계의 신경이 손상되면 재생되지 않는다는 고정관념이 깨졌듯이 진실한 믿음으로 기도하면서 지혜를 구하면 어렵지 않게 새로운 생명의 길을 찾을 수 있습니다. 머지않은 장래에 환자 본인의 지방줄기세포를 배양하여 안전하게 혈관 내로 투여하여 많은 신경손상 질환을 치료하게 될 것입니다.

뇌졸중 동물 모델에서 정맥 내로 골수 줄기세포를 투여한 후 신경학적 기능과 신경세포의 사멸과 증식을 평가한 결과, 대조군에 비해 신경학적 기능이 복귀되고 신경세포의 사멸을 감소시키고 신경세포의 증식을 촉진한다는 것을 뎅Deng이 보고하였습니다. 김Kim 등은 동물 모델에서 뇌출혈을 유도한 뒤 사람의 지방중간엽줄기세포를 뇌출혈 발생 24시간 후에 정맥 내로 투여한 결과 급성 뇌염증과 뇌성 뇌변성을 감소시키고 장기적인 기능회복을 촉진시킨다는 것을 증명하였습니다. 뤼Len 등은 동물 모델에서 허혈성 뇌졸중을 일으킨 후 지방줄기세포를 정맥 내로 투여한 후 21일간 관찰한 결과 대조군에 비해 뇌경색 부위를 적게 만들었으며 감각운동 기능장애를 개선시켰습니다. 사람의 뇌졸중에 대한 줄기세포 치료 연구도 진행되고 있습니다. 방Bang 등은 중뇌동맥영역 내의 뇌경색과 극심한 신경학적 결손을 가진 환자 30명에게 중간엽줄기세포를 1억 개 정맥 내에 투여한 결과, 1년 후 대조군에 비해 증상이 일관되게 개선되었고 부작용은 없었다고 보고하였습니다.

이제 치매에 대한 줄기세포 연구를 살펴봄으로써 소망을 가지기를 바랍니다. 2007년 라펄라La Ferla 박사 연구팀은 뇌 부위 중에서 새로운 기억 형성에 중요한 해마를 디프테리아톡신을 이용하여 선택적으로 파괴시킨 쥐에게 쥐의 신경줄기세포를 이식한 결과, 이식된 줄기세포가 신경세포, 성상교세포, 희소돌기아교세포로 분화하였으며 줄기세포 이식 3개월 후에 기억력이 개선되었다고 보고하였습니다. 이식된 줄기세포가 BDNF라는 단백질을 분비하여 해마 신경조직의 파괴를 막아주거나 신경세포를 재생하고 해마의 시냅스 밀도를 증가시켜서 기억력이 개선될 수 있음을 확인한 연구 결과입니다.

또한 일본과 미국 공동연구팀이 〈스템셀〉이라는 과학잡지에 발표한 바에 따르면 선천적으로 알츠하이머병 원인물질인 아밀로이드 베타가 축적되기 쉬운 실험용 쥐 10마리의 정맥에 총 8회 사람의 줄기세포를 투여했더니 줄기세포를 투여하지 않은 그룹에 비해 뇌 내의 아밀로이드 베타의 양이 약 70퍼센트나 감소하였다는 것입니다.

2010년 한국의 경북대학교 배재성 박사와 진희경 박사도 비슷한 결과를 발표했습니다. 알츠하이머병에 걸린 쥐의 뇌에 골수유래줄기세포를 이식했더니 면역반응과 염증반응을 조절하였으며 아밀로이드 베타의 침착이 감소하였습니다. 결손된 미세아교세포 기능도 복구되었고 기억력과 인지능이 개선되었습니다.

이런 연구 결과로 볼 때, 치매도 줄기세포로 치료할 수 있다는 가능성을 믿게 됩니다. 저 역시 그 가능성을 믿습니다. 그렇지만 가능성을 현실로 만들기 위해서는 고려할 점이 있습니다.

첫째는 안전성입니다. 치매를 치료하려다가 심한 부작용이 생기거나 다른 질병에 걸린다면 문제입니다. 또한 면역 거부반응이 없어야 합니다.

둘째는 효능입니다. 줄기세포의 효능은 분화능과 함께 줄기세포의 숫자와 비례합니다. 그러니까 줄기세포의 분화능력도 우수해야 하고 많은 수로 배양할 수 있어야 합니다.

셋째는 경제성입니다. 의료보험 적용 여부를 떠나 총 소요비용으로 볼 때 부담이 적어야 합니다.

넷째는 편이성입니다. 뇌수술을 통해 줄기세포를 이식하는 것은 쉬운 방법이 아닙니다. 물론 뇌실 내 투여가 점점 잘 이루어지고 있지만 좀 더 쉽게 줄기세포를 투여할 수 있어야 합니다.

저희는 환자 입장에서 생각했습니다. 그래서 환자 본인의 지방줄기세포를 치매에 적용해보기로 결정하였습니다. 내 몸의 줄기세포를 채취하여 안전하고도 활력이 높게, 젊게 배양하여 정맥 내 투여를 하기로 한 것입니다. 면역 거부반응도 걱정할 것 없으니 반복투여 할 수 있고 오랜 기간 보관하여 필요할 때 언제든지 사용할 수 있는 장점도 갖고 있습니다. 골수줄기세포는 노인이 되면 채취도 어렵고 많은 수의 줄기세포를 배양하기도 쉽지 않고 활성도 떨어집니다. 제대혈줄기세포는 내 것이 아니라서 반복투여 시 면역 거부반응이 염려되며 많은 수의 줄기세포를 얻기가 어렵습니다. 저는 환자 본인의 지방유래중간엽줄기세포를 혈관 내로 반복 투여하는 방법을 선택하였습니다.

저희 연구팀은 2011년 배양된 사람의 지방줄기세포의 정맥 내 투여 안전성을 확인하여 국제 학술지에 발표하였습니다. 동물실험을 통해서 입증하였지만 척수손상 환자 8명에게 자신들의 지방줄기세포를 우리 기술진의 방법으로 배양하여 4억 개를 정맥 내로 투여한 후 3개월간 추적 관찰한 결과 특별한 부작용이 관찰되지 않았습니다. 이를 통해 저희 기술로 배양한 사람의 지방줄기세포를 정맥 내로 투여하는 방법이 안전하다고 확인한 것입니다.

2012년 9월, 서울대학교 서유헌 교수님과 우리 기술진이 공동으로 알츠하이머병에 대한 연구 결과를 세계적인 학술지인 〈플로스 원 PLOS one〉에 발표하였습니다. 알츠하이머병 모델 쥐에서 사람의 지방줄기세포를 정맥 내로 반복투여 시 알츠하이머병 예방과 치료효과를 세계 최초로 확인한 것입니다. 우리는 정맥 내로 투여된 줄기세포가 뇌혈관 장벽BBB을 통과하고 뇌 내로 이동한다는 것을 확인하였습니다. 불과 3년전까지만 해도 대부분의 줄기세포 전문 의사들은 줄기세포를 정맥 내로 투여하면 폐에 다 걸려서 뇌로 이동하지도 못할 것이며, 뇌혈관장벽BBB를 통과하지 못할 것이라고 단언했었습니다. 또한 지금까지도 줄기세포가 폐에서 혈전을 만들어서 폐경색으로 사람이 죽는다고 공포를 조장했었습니다.

우리는 정맥 내로 투여된 사람의 줄기세포가 뇌로 찾아가는 것을 확인하였고, 4개월 후부터는 학습능력, 기억력, 알츠하이머병의 병리적 소견이 모두 개선되었음을 알게 되었습니다. 뇌 내 아밀로이드 플라그의 수와 아밀로이드 베타의 수준이 감소하였습니다. 우리가 배양한 지방줄기세포가 IL-10과 VEGF라는 물질을 증가시켜서 알츠하이머병을 치료하고 예방할 수 있다는 기전도 증명하였습니다.

2013년에는 충북대학교 김윤배 교수와 우리 연구진이 노화된 쥐에게 사람의 지방줄기세포를 정맥 내로 반복투여하면 인지기능과 신체활력이 증진되어 노화방지 효과가 있다는 점을 확인하여 〈신경과학 연구저널〉에 발표하였습니다. 18개월 된 늙은 쥐에게 우리가 배양한 사람의 지방줄기세포를 뇌 내와 정맥 내 투여 그룹으로 나누어 실험하였습니다. 줄기세포를 투여하자 인지기능과 활력이 증진되었고 흔들거리는 곳에서도 신체의 균형을 잘 유지하였습니다. 뇌 조직 내의 아세틸콜린 수준도 젊은 쥐의 수준으로 회복되었습니다. 뇌에 도달한 줄기세포는 신경세포와 정상교세포로 분화되는 것이 확인되었습니다. 그리고 뇌신경 영양인자와 신경 성장인자의 농도를 복원시켰습니다. 중요한 결과입니다.

저는 치매의 전조인 경도인지장애 단계에서는 자가지방줄기세포를 정맥 내로 10회 정도 투여(2주~1달 간격)하면서 앞에서 제시한 뇌 기능 개선 노력을 하면 치매로의 악화를 막을 수 있고 활력 있고 보람찬 노년의 인생을 살 수 있다고 생각합니다. 치매 환자도 줄기세포 투여로 개선될 수 있습니다. 물론 사람에 대한 임상시험을 통해 입증해야 합니다. 앞으로 3~5년이 걸릴 겁니다. 그러면 지금 치매로 걱정하거나 고통받는 분은 어떻게 해야 하겠습니까? 일본처럼 실용적인 제도를 활용해야 합니다.

저는 생명과학에 대한 지식이 깊어질수록 하나님의 은혜만이 우리의 건강을 지킬 수 있고 치매를 예방하는 근본 처방임을 느끼게 되었습니다. 모세가 120세까지, 여호수아가 110세까지 살면서 죽는

날까지 말짱한 기억력과 인지능력으로 살았던 것은 하나님의 은혜로 그들의 뇌세포가 건강했기 때문입니다.

이제 하나님께 기도하고 잘못된 과거를 회개하여 더 늦기 전에 치매에서 벗어나는 행동을 시작해야 합니다. 가능성을 현실로 만들어가는 용기와 행동을 선택해야 합니다. 하나님께서 주시는 지혜를 찾아서 연구하고 전진하여야 합니다.

저를 이곳으로 보내신 하나님의 뜻을 겸손히 순종하면서 내 인생의 동반자 당신과 가족들 그리고 동지들과 사랑으로 함께 걸어가겠습니다.

수많은 연구 결과로 볼 때 줄기세포로 치매를 치료할 수 있다는 가능성을 믿게 됩니다.

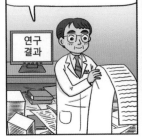

그렇지만 가능성을 현실로 만들기 위해서는 고려할 것이 있습니다.

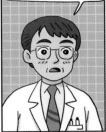

첫째는 안전성입니다. 치매를 치료하려다가 심한 부작용이 생기거나 다른 질병에 걸린다면 문제입니다. 또한 면역 거부반응이 없어야 합니다.

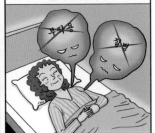

둘째는 효능입니다. 줄기세포의 효능은 분화능력과 함께 줄기세포의 숫자와 비례합니다. 줄기세포의 분화능력도 우수해야 하고 많은 수로 배양할 수 있어야 합니다.

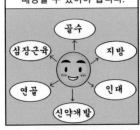

셋째는 경제성입니다. 의료보험 적용 여부를 떠나 총 소요비용으로 볼 때 부담이 적을수록 좋은 것입니다.

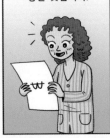

넷째는 편의성입니다. 뇌수술을 통해 줄기세포를 이식하는 것은 쉬운 방법이 아닙니다. 쉽게 줄기세포를 투여받을 수 있어야 합니다.

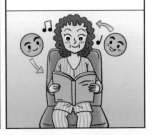

그래서 우리는 이 모든 것을 고려하여 환자 본인의 지방줄기세포를 치매에 적용해보기로 결정했습니다.

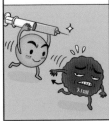

내 몸의 줄기세포를 채취하여 안전하고 활력이 높게, 젊게 배양하여 정맥 내 투여를 하기로 한 것입니다.

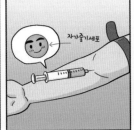

면역 거부반응도 걱정할 것 없으니 반복 투여할 수 있고 오랜 기간 보관하여 필요할 때 언제든지 사용할 수 있는 장점도 갖고 있습니다.

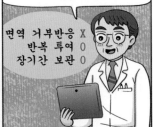

몸도 기억도 늙지 않는 소망,
줄기세포의 미래입니다

 너희 중에는 그렇지 아니하니 너희 중에 누
구든지 크고자 하는 자는 너희를 섬기는 자가 되고 너희 중에 누구든지 으뜸이 되고자 하는 자는
너희 종이 되어야 하리라.

늦가을 따뜻한 햇살 같은 당신에게

이곳에서 참외 씨를 빨간 고추장 통에 흙을 담고 뿌렸더니 새싹
이 나왔다고 했던 일을 기억하나요? 얼마 후 공간이 비좁아 다른 고
추장 통에 가장 큰 두 개의 새싹을 옮겨 심었지요. 그런데 먼저 통에
있던 작은 싹들은 새 잎이 무성해지는데, 옮겨 심은 것들은 잘 자라
지 못했습니다. 똑같은 햇볕, 물, 정성을 들이는데 왜 이렇게 다르게
자랄까 생각해보니 '흙'이 달랐습니다. 새로 만든 통의 흙도 기존의
것과 별반 다르지 않았습니다. 둘 다 운동장에서 어렵게 퍼온 모래

흙이었거든요. 그런데 기존 것에는 다른 화분에 있던 약간의 부식토와 사과껍질, 차 잎 등을 섞어 주었습니다. 작은 차이가 식물을 다르게 자라게 했던 것이지요.

처음 이곳에 왔을 때 카네이션 화분을 하나 받았습니다. 처음에는 예뻤는데, 10월이 되자 잎이 모두 떨어지고 거의 죽어서 보기 흉했습니다. 그래서 저는 뿌리가 가장 튼튼해 보이는 줄기 하나만을 남겨두고, 화분 한쪽에 운동장에서 파온 작은 잡초 두 개를 심었습니다. 그런데 그 어린 잡초가 어느새 자라 멋진 화초가 되었습니다. 노란 꽃이 피자 우리 방 식구들이 모두 신기해했습니다. 운동장에 있는 다른 잡초들은 이미 다 시들었지만, 우리 방으로 온 잡초는 한껏 자기를 뽐내는 중입니다. 잡초라고는 했지만 이 식물에도 이름이 분명 있을 것입니다. 몰라줘서 미안하기도 하네요. 당신에게 사진을 찍어 보내지 못하는 게 조금 안타깝습니다.

제가 저 작은 식물에게 해준 것은 차가운 밤공기를 피해서 따뜻한 방에서 지내게 해주고 정성스레 물을 준 것뿐입니다. 식물 스스로가 강한 생명력을 갖고 있다는 생각이 들었습니다. 치매에 대한 서적과 논문을 보면서, 그리고 성경을 읽고 매일 기도하면서 인간이 하나님이 창조하신 뜻대로 살아가면 오래 사는 것은 그리 어렵지 않은 일이라는 것을 깨달았습니다. 신명기 34장에는 죽음을 맞이

하는 모세의 모습이 나옵니다. '모세가 느보산에 올라가 여리고 맞은 편 비스가 산꼭대기에 이르매 (중략) 여호와께서 그에게 이르시되 …… 주리라 한 땅이라. 내가 네 눈으로 보게 하였느니라. 모세가 죽을 때 나이 백이십 세였으나 그의 눈이 흐리지 아니하였고 기력이 쇠하지 아니하였더라.'

모세는 120세에도 산에 올라갈 만큼 기력이 있었고, 눈도 잘 보였고, 말하고 들을 수 있었습니다. 치매에도 걸리지 않은 채 꼿꼿하게 유언을 선포했습니다. 이런 모세를 잘 탐구하면 치매에 걸리지 않고 오래 사는 방법을 찾을 수 있을 것입니다.

지금부터가 중요합니다. 우리는 인생의 반환점에 와 있습니다. 이곳에서 새로운 지식과 지혜를 얻을 것입니다. 저는 하나님께서 암 치료법도, 뇌성마비 치료법도, 파킨슨병 치료법도, 장수하는 법도 이미 만들어서 숨겨두었다고 생각합니다. 교만한 인간이 아직 발견하지 못했을 뿐입니다. 용기 있는 자 그리고 믿음이 있는 자가 물러서지 않고 전진하면, 십시일반으로 함께 협력하면 찾을 수 있다고 믿습니다. 신명기 6장 5절과 마태복음 20장에 나오는 말씀을 명심하겠습니다. '네 마음을 다하고 목숨을 다하고 뜻을 다하여 주 너의 하나님을 사랑하라.' 그러면 지혜를 얻을 수 있습니다. 잡초의 생명을 귀히 여기듯 사람의 생명을 구하는 지혜를 하나님께 구하면 얻을 수 있습니다. '구하라 찾으라 문을 두드리라.'

과학자는 겸손해야 합니다. 아는 것보다 모르는 것이 많은데 목을 곧게 세우고 다 아는 것처럼 행동해서는 안 됩니다. 의사도 겸손해야 합니다. 논문을 읽다 보면 저자들이 쉽게 결론을 내리지 않는 것을 보게 됩니다. 특히 치매와 노화 분야 논문을 보면 그렇습니다. 겸손해야만 새로운 진실을 찾아갈 수 있습니다.

지난 이틀 동안은 노화와 줄기세포에 대한 논문을 읽고 많은 생각을 할 수 있어서 행복했습니다. 노화를 이해하면 치매를 알게 됩니다. 치매는 노화와 연관된 대표적인 질병입니다. 노화 방지와 치매 예방·치료를 위해 임상적으로 검증된 세 가지가 있습니다.

첫째, 담배를 피우지 말 것(간접흡연 포함). 둘째, 현명한 먹기(식사, 간식, 물, 공기). 셋째, 운동.

지금부터 알아보는 것은 가설, 이론, 가능성이라고 보면 됩니다. 그런데 좀 안다고 하는 사람들이 목을 곧게 세우고 살다 보니 다른 사람들에게 봉사하는 것이 아니라 피해를 주게 됩니다. 좀 안다고 해서 교만해지면 안 됩니다. 아는 것은 반드시 자기 자신이 아닌 다른 사람을 위해서 사용할 수 있어야 합니다.

'입으로 들어가는 것이 사람을 더럽게 하는 것이 아니라 입에서 나오는 그것이 사람을 더럽게 하는 것이니라(마태복음 15장 11절).' '자기를 낮추는 사람이 천국에서 큰 자니라(마태복음 18장 4절).' 겸손한 마음으로 노화에 대한 연구 결과를 살펴보고 함께 생각해보면 좋겠습니다.

자, 그러면 늙었다는 것은 무엇일까요? 우리가 '이제 나도 늙었어'라고 하는데 어떤 경우가 늙은 것인지 간단히 정의해보겠습니다. 늙었다는 것(노화)은 우리 신체의 기능이 서서히 떨어지는 것을 의미합니다. 그래서 환경이나 스트레스에 대응하기 어렵게 되고 질병과 죽음의 위험이 높아지게 됩니다. 물론 생식 기능도 떨어집니다. 요즘 한창 인기 높은 발기부전치료제는 노화를 방지해주는 것이 아닙니다. 나이가 들어도 행복하려면 나이가 들어도 우리의 신체 기능이 제 기능을 하고 있어야 합니다.

'인간은 왜 늙는 것일까?', '죽는 날까지 건강하게 살 수는 없을까?', '불로초가 진짜 있을까?' 관심이 많다 보니 저마다 아는 것도 많고 들은 것도 많아서 이들 질문을 가지고 대화를 나누면 시간 가는 줄 모를 정도입니다.

'왜 늙을까?'에 대해 메디베데브 박사는 1990년에 300가지 이상의 그럴 듯한 가설 이론들을 제시했습니다. 다행히 여러 가지 노화 연구 성과로 인해 신체가 늙는 이유에 대한 이론이 좀 더 단순해지고는 있습니다.

첫 번째로 세포돌연변이 이론이 있습니다. 많은 연구에 의해 나이가 들수록 세포돌연변이와 DNA 손상이 생기는 것이 확인되었습니다. 세포의 수명과 손상된 DNA 수리와는 관련이 있습니다. 그러니까 고장 난 DNA를 수리할 수 있는 능력이 노화에 영향을 미친다는 것입니다. 어떤 스트레스가 DNA 손상을 유도하려고 할 때 PARP-1이라는 효소가 즉각적인 세포대응 반응을 하는 데 중요한 역할을 합니다. 높은 PARP-1활성은 수명 증가와 연관성이 있다고 합니다.

다음 그림(그림 2-14)이 무엇인지 알겠습니까? 햇볕이 방에 들어와 종아리를 비추었는데 만들어진 그림자를 그렸습니다. 다리에 털이 나 있는데 그림자에는 저렇게 보입니다. 이처럼 실체를 보지 못하고 그림자만 보면 엉뚱한 판단을 할 수 있습니다.

두 번째 이론으로는 텔로미어 소실 이론이 있습니다.

텔로미어Telomere가 무엇인지 지난번에 설명했지만 다시 살펴보면, 염색체(코로모솜)의 말단에 있는 단백질 복합체로서 염색체(크로모솜)의 완전성을 유지시키는 역할을 합니다. 그러니까 염색체의 말단을 보호하며 안정화에 기여하는데, 세포분열에 의한 DNA 복제를 할 때마다 단축되

그림 2-14

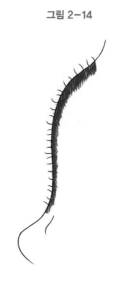

어 50~60회의 분열로 소실됩니다. 텔로미어가 없어지면 정상 염색체의 행동이 방해되고 세포주기 진행이 정지됩니다. 나이가 들어가면서 몸의 조직 내에서 세포분열 능력이 감소하게 됩니다. 이것은 텔로머레이스라고 하는 효소가 없어서 생기는데 이 효소는 오로지 생식세포(고환과 난소)와 성체줄기세포에서 발현됩니다. 그런데 산화 스트레스 같은 스트레스에 세포가 노출되면 텔로미어 소실 속도가 빨라지게 됩니다.

또 다른 이론으로는 미토콘드리아 이론이 있습니다.

세포에 스트레스가 오면 미토콘드리아 DNAmtDNA 변이가 계속 축적되어 노화가 온다는 이론입니다. 미토콘드리아 DNA 변이가 많이 진행된 세포는 에너지ATP 생산을 잘 못하게 되고 그 결과 몸의 조직에서의 생체 에너지 생성이 감소하는 결과가 되어 노화하게 되는 것입니다.

또 변성단백질 이론과 노폐물축적 이론이 있습니다.

우리 몸에서 단백질의 순환효율은 손상되거나 쓸모없게 된 단백질을 제거함으로써 세포기능을 유지하는 데 반드시 필요합니다. 그런데 나이가 들면서 단백질 순환효율의 손상은 손상받은 단백질이 오랫동안 세포에 축적될 수 있으며 변성된 단백질이 축적됨으로써 백내장, 알츠하이머병, 파킨슨병과 같은 노화와 관련된 질병 발생에 관여합니다. 그러니까 세포의 '쓰레기 청소'가 잘 안 되면 문제가 생기는 것이죠. 이것은 프로테아좀Proteasomes이 감소하면 '쓰레기 청소' 기능이 너무 힘겨워져서 생기게 됩니다.

마지막으로 네트워크 노화 이론이 있습니다.

어떤 한 가지 원인이나 이론으로는 노화로 인한 쇠약, 질병을 충분히 설명하기 어렵습니다. 그러니까 앞에 설명한 여러 가지 원인이 함께 세포에 영향을 미치게 되고 서로 다른 과정 사이의 상호작용과 협동작용으로 노화가 된다는 것입니다. 예를 들어 오랜 기간에 걸쳐 미토콘드리아 DNAmtDNA 변이의 축적은 반응성 산소ROS의 생성을 계속 증가시키고 결국 에너지 생산을 감소시키게 됩니다. 미토콘드리아 DNA 변이의 발생이 노화과정을 시작하더라도 결국에 세포를 죽이는 것은 항상성이 깨지는 데까지 이르도록 역치에 도달할 때입니다.

지금까지 알아본 것처럼 여러 가지 원인에 의해 세포 노화가 되면 세포가 제 기능을 하지 못하게 되는데, 제 기능을 못하게 되는 세포가 증가하면 조직이나 장기가 제 기능을 못하게 되어 노화되는 것입니다.

이렇게 노화된 세포가 많거나 세포가 죽게 되면 어떤 일이 일어날까요? 줄기세포가 있는 방에 신호가 가게 됩니다. '지금 몸에 체세포가 너무 많이 죽어가고 있다. 빨리 조치를 취해야 한다.' 그런데 줄기세포가 노화되어 있으면 제대로 대응을 할 수 없습니다. 노화된

그림 2-15 **줄기세포**

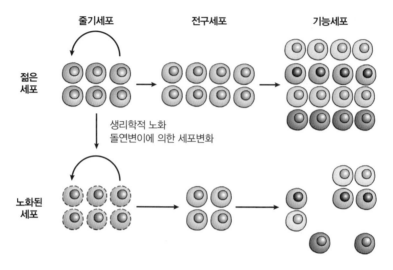

줄기세포의 수와 자가복제능(곡선화살표)은 노화와 함께 필연적으로 감소되는 것은 아니지만, 기능, 즉 전구세포와 분화된 기능세포(다른 색으로 그려진)를 생산하는 능력은 떨어진다. 줄기세포의 노화는 DNA 손상이 유전적으로 축적된 일부 시스템에 의해 발생할 수 있으며, 이는 줄기세포가 비대칭으로 분열하게 하여 종양억제활성화를 작동하게 할 수 있다. DNA 손상은 확률적으로는 외부에 존재하는 돌연변이를 일으키는 물질 혹은 강제적인 재생과정에서 증가된 증식에 의해 정상적인 노화과정에서도 발생할 수 있다.

줄기세포는 자신과 같은 줄기세포를 자가복제하는 능력도 감소하고 능력 있는 체세포로 분화되는 능력도 떨어지게 됩니다.

그러니까 우리는 우리 몸속 성체줄기세포를 젊게 유지해야 합니다. 줄기세포가 노화되는 원인들을 알아서 그 원인을 제거하면 됩니다.

줄기세포가 노화되는 기전을 몇 가지로 생각해볼 수 있습니다. 첫

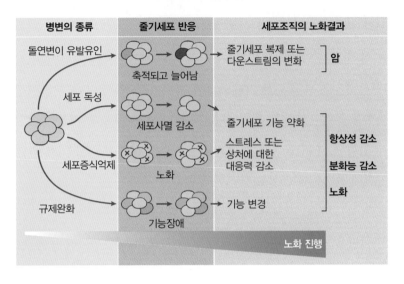

그림 2-16 **줄기세포**

병변의 종류	줄기세포 반응	세포조직의 노화결과

돌연변이 유발유인 → 축적되고 늘어남 → 줄기세포 복제 또는 다운스트림의 변화 → **암**

세포 독성 → 세포사멸 감소 → 줄기세포 기능 약화

세포증식억제 → 노화 → 스트레스 또는 상처에 대한 대응력 감소

규제완화 → 기능장애 → 기능 변경

항상성 감소
분화능 감소
노화

노화 진행

번째로 생각해볼 수 있는 것이 줄기세포 DNA 손상입니다. DNA는 순환 이용되지 않습니다. 그러니까 DNA가 손상되면 치명적입니다. 그러면 유전자 손상이 왜 올까요? 우선은 산화대사의 자연적 부산물인 ROS(활성산소)가 손상을 주며 이와 함께 자외선 자극, 알킬화제, 텔로미어 축소, DNA 복제 에러 등이 함께 손상을 시킬 수 있습니다. 요즈음 주목받고 있는 것이 줄기세포 노화와 종양억제 경로입니다.

체세포는 손상받은 세포를 영원히 죽이거나 정지시키는 R6와 P53 종양억제 경로를 활성화시킴으로써 세포 내부 및 외부 요인에 의해 생기는 잠재적 병변을 방지합니다. 줄기세포가 손상을 받으면 우리 몸은 둘 중 하나를 선택합니다. 손상받은 세포가 작동을 못하는 상태 또는 아폽토시스(자가사멸)의 길로 가거나 아니면 암으로 갑니다. 종양억제 경로가 제대로 작동하면 암으로 가지 않고 노화의 과정을 선택하게 되는 것입니다. 이것은 우리에게 많은 것을 생각하게 합니다. 우리 몸의 줄기세포를 손상받지 않게 하려면 어떻게 해야 될까요? 또한 손상된 줄기세포로 인해 노화된 몸은 어떻게 해야 할까요? 그리고 치매와 암 둘 중 하나를 선택하라면 무엇을 선택해야 하나요? 둘 모두 피할 수 있는 방법은 없을까요?

몇 가지 연구 결과를 살펴보면 방법을 찾을 듯합니다. 칼로리 제한입니다. 영양결핍이 아닌 의미의 칼로리 제한 식이요법을 하면 나이가 들면 증가하는 P16INK4a와 같은 세포노화 마커의 발현을 지연시키거나 심지어 없애기도 합니다. 또한 줄기세포 기능을 증진시키므로 노화를 늦출 수 있습니다. 칼로리 제한 식이요법은 늙은 쥐에서 조혈모세포 기능을 유의적으로 개선시켜 백혈병 발생도 억제하는 것이 확인되었습니다. 칼로리 제한 식이요법은 세포 내 ROS(활성산소)의 양을 감소시켜서 세포에 DNA 손상을 막기 때문이라는 연구 결과도 발표되어 있지만 완전히 밝혀진 것은 아닙니다.

동물실험 결과 칼로리 제한 식이요법을 한 경우 수명이 50퍼센트 이상 늘었습니다. 우리가 치매 예방을 위한 방법으로 야채와 과실 위주 식사를 하기로 했는데 잘한 것 같습니다. 또 재미있는 연구 결과를 말씀드리겠습니다. 늙은 쥐와 젊은 쥐를 수술을 통해 혈액순환이 함께 되도록 하여 늙은 쥐의 근육위성세포가 젊은 쥐의 피를 공급받도록 하였습니다. 그랬더니 늙은 쥐의 근육위성세포의 재생기능이 충분히 회복되었습니다. 줄기세포의 자가복제능력도 증가되었습니다. 늙은 몸도 젊어질 수 있는 어떠한 환경이 제공되면 젊어질 수 있다는 것을 생각해볼 수 있습니다. 이 글 앞부분에서 잡초 화분, 참외 새싹 화분에 대해서도 이야기했듯이 흙이 중요하고 온도가 중요하게 작용해서 싱싱하고 멋지게 파란 잎과 노란 꽃을 뽐내고 있습니다. 사람도 결국은 먹고 마시는 것이 중요하고 몸속 세포가 접촉하는 환경이 중요합니다. 영국 뉴캐슬대학의 토마스 커크우드 박사가 제시한 그림(그림 2-17)을 참고하면 좋을 듯합니다.

그림에서 보듯이 세포의 결함은 종종 염증반응을 일으켜 세포손상을 악화시킬 수 있습니다. 따라서 염증반응을 방지하고 없애는 것이 좋습니다. 우리 몸이 항상성을 유지하는 것이 중요하다는 사실을 확인할 수 있습니다. 이를 위해서는 유전자 손상을 일으키는 요인을 피해야 하며 변성된 단백질이나 못쓰게 된 단백질이 잘 청소되어야 합니다. 그리고 미토콘드리아 기능을 유지시켜서 에너지 생산이 정상적으로 잘 되어야 합니다. 텔로머레이스 효과가 잘 작동하여야 합니다. 우리는 줄기세포 특히 지방조직 속 줄기세포 방에 있는 지방

그림 2-17 **손상과 노화**

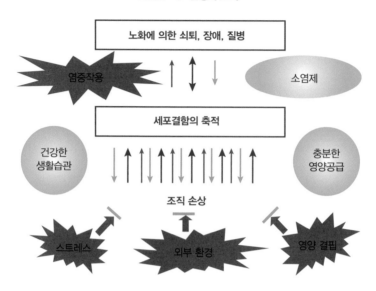

근본적인 노화과정은 생애에 걸친 (DNA의) 분자적 손상이 계속적으로 쌓여가는 과정이다. 이러한 손상은 본질적으로 무작위로 발생하지만, 손상의 축적되는 속도는 우리 신체를 유지 보수하는 유전적인 메커니즘에 의해 조절된다. 세포 손상(결함)이 축적될수록, 신체의 전체적 반응은 노화와 연관된 쇠약, 기능장애 및 질병으로 나타나게 된다. 이 모델은 노화과정에서 유전적, 환경적 및 근원적 유연성의 결과들을 표현한다. 유전적 결과들은 주로 신체의 기능을 유지하는 능력을 통해서 나타나는 반면에, 영양과 생활방식을 포함하여 환경은 (DNA) 분자적 손상이 축적속도를 증가시키거나 감소시킬 수 있다. 세포적 손상(결함)은 흔히 염증반응의 원인이 되며, 기존의 손상을 악화시킬 수 있다. 즉, 염증반응과 항염증반응의 요인들은 노화과정의 결과들을 만드는 데 중요한 역할을 한다. 녹색(항염증, 건전한 생활방식, 건강한 영양섭취)과 녹색화살 표시들은 손상에 대해 대응하는 것을 표시하며, 붉은색(염증, 스트레스, 환경, 불량한 영양섭취)과 화살표는 손상을 일으키고 노화를 가속하는 요인과 효과를 나타낸다. 갈색 화살표시는 고유의 생화학적 반응, 오류 및 열잡음의 부산물에 의한 손상을 표시한다.

유래중간엽줄기세포에 주목하고 있습니다. 지방유래중간엽줄기세포는 항염증 작용이 뛰어납니다. 그리고 혈관재생 작용을 하므로 노화된 몸에 구석구석 모세혈관이 재생되어 산소와 영양분을 공급해주며 노폐물도 배설할 수 있게 됩니다. 또한 노인의 줄기세포도 젊은 환경에서 배양함으로써 활성을 높여 몸에 보충해주면 노인의 몸속 세포가 젊어질 수 있습니다. 저희가 10개월령 쥐에게 한 달에 한 번씩 열 달 동안 10회 정맥 내로 저희가 배양한 지방줄기세포를 투여했더니 수명이 30퍼센트 이상 증가하였을 뿐만 아니라 20개월령 노령쥐의 활력과 인지기능·기억력이 모두 젊은 쥐와 비슷해졌습니다.

저는 가능성을 확인했습니다. 이제 시작이니까 계속 더 연구해야 합니다. 치매를 예방하고 치료하며 노화를 막는 데 5년이 걸릴지 10년이나 20년이 걸릴지 알 수 없고, 완전히 성공할 수 있을지도 지금은 장담할 수 없지만, 분명한 사실은 줄기세포의 보충은 노화된 몸을 되돌리는 데 필수적이라는 것입니다. 의학적인 검증도 확실하게 할 수 있습니다. 한 지역을 선정해서 65세 이상 노인들을 두 그룹으로 나누어, 투여 그룹은 70세 이하는 연 6회, 80세 이하는 연 7회, 90세 이하는 연 8회 지방줄기세포를 회당 3억 개 용량으로 정맥 내로 투여하면서 5년 동안 관찰해보면 알 수 있습니다. 치매가 있거나 퇴행성 전신성 세포손상 질환이 있는 사람은 2주 간격으로 10회, 회당 2억 개를 정맥 내로 별도로 투여합니다. 줄기세포 투여 전날, 당일, 다음날 3일 동안 아스피린을 500밀리그램 복용하면 줄기세포의 혈액 내 순환을 도와주므로 좋습니다. 그리고 줄기세포의 체내 작용을 도와주는 환경을 조성해주면 재생작용이 활발해져서 체내 항상성을 이룰 수 있다고 생각합니다. 줄기세포의 기능도 젊게 회복될 수 있습니다.

저는 이 세상에서 오래 살려고 노력하는 것이 아닙니다. 영생을 추구하면서 천국 가는 여정인 이 세상을 보람 있게 채우려는 노력으로서 노화에 대해 관심을 가지게 되었습니다. 인생의 반환점을 돈 지금 '덤으로 사는 인생'을 치매, 노화, 줄기세포 연구를 통해 행복과 감사로 채우려고 합니다.

노화를 이해하면 치매를 알게 됩니다.
노화방지와 치매예방, 치료를 위해
임상적으로 검증된 세 가지가 있습니다.

늙는다는 것은 우리 몸의 신체 기능이
점차적으로 떨어지는 것을 말합니다.
그래서 환경적인 문제나
스트레스에 대응하기 어렵게 되고
질병과 죽음의 위험이 높아지게
됩니다.

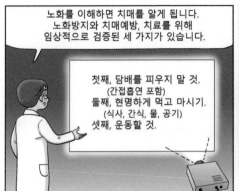

첫째, 담배를 피우지 말 것.
(간접흡연 포함)
둘째, 현명하게 먹고 마시기.
(식사, 간식, 물, 공기)
셋째, 운동할 것.

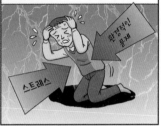

환경적인
문제

스트레스

노화의 원인에 대한 가설과
이론은 여러 가지가 있지만
공통점은 세포에 영향을 미치는
서로 다른 과정들의
상호작용과 협동작용으로
노화가 된다는 것입니다.

이렇게 노화된 세포가 많거나
세포가 죽게 되면 어떤 일이
일어날까요? 줄기세포가
있는 방에 신호가 가게 됩니다.

하지만 줄기세포가
노화되어 있으면 제대로
대응을 할 수 없게 됩니다.

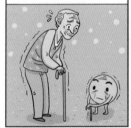

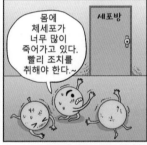

세포방

몸에
체세포가
너무 많이
죽어가고 있다.
빨리 조치를
취해야 한다.~

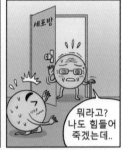

세포방

뭐라고?
나도 힘들어
죽겠는데..

배양된 자신의 줄기세포를
보충한다면 재생작용이
활발해져서 체내 항상성을
이룰 수 있다고
생각합니다.

이제 시작이니까 계속 더 연구하면 머지않아
치매를 예방하고 치료하며 노화를 막는 데
줄기세포가 큰 역할을
할 것입니다.

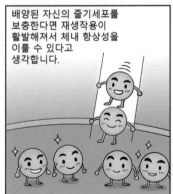

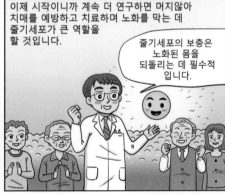

줄기세포의 보충은
노화된 몸을
되돌리는 데 필수적
입니다.

소망이 현실이 되는 시간을 믿으며

"그런즉 한 사람이 심고 다른 사람이 거둔다 하는 말이 옳도다. 내가 너희로 노력지 아니한 것을 거두러 보내었노니 다른 사람들은 노력하였고 너희는 그들의 노력한 것에 참여하였느니라."

1.

사랑하는 큰딸 기원이에게

기원이를 수원 강남산부인과에서 처음 본 지도 20년이 훌쩍 지났구나. 의젓하고 아름다운 숙녀가 된 네가 아빠는 대견하기만 하다. 지난 몇 개월 동안 아빠 때문에 마음 아프고 힘들었을 텐데도 면회와 편지로 아빠를 믿어주고 힘 주는 미소와 말과 글을 보내줘서 고맙다. 바쁘다는 핑계로 네게 신경 많이 써주지 못해 많이 미안하구나. 가족 여행을 가서도 회사 일 때문에 제대로 함께 즐기지도 못했고, 때때로 화를 내서 엄마와 너희들을 슬프게 한 것도 마음이 아프단다. 법조인이 되는 길로 들어선 네게 아빠가 보여주어서는 안 될 기억을 가지게 해서 마음이 아리다.

그렇지만 아빠는 지금 모든 것에 감사하고 있다.

'경천애인敬天愛人'이라는 말의 의미를 생각해보았으면 한다. 우리 민족은 출발부터 하나님을 사랑하고 이웃 사랑을 실천했던 것 같다. 아빠가 앞으로는 함께 여행할 때 즐거운 웃음을 주는 역할을 맡을 테니 가족여행 가자꾸나.

아빠를 걱정하고 가족을 신경 쓰는 네 마음을 보면서 '어느새 우리 큰딸이 어른이 되었구나' 하는 생각이 들고, 아빠의 진실 규명과 줄기세포 관련 국내 법률의 개선을 위해 열심히 공부해서 훌륭한 법조인이 되겠다는 네 각오를 들으면서 어찌 하나님께 감사하지 않을 수 있겠니?

2년 후면 변호사가 될 텐데 하나님 사랑 안에서 네 자신을 잘 지키며 열심히 공부하기 바란다. 후회 없이 공부해보렴.

아빠는 연구부터 영업까지 회사의 전체 분야를 신경쓰다 보니 시간이 부족했어. 정말 하고 싶었던 줄기세포 실용화를 위한 기술개발과 치매, 파킨슨병, 자가면역질환 그리고 노화와 뇌성마비에 대한 심화 임상연구를 하지 못해서 아쉽거든. 지난 10여 년 간 전 세계를 다니면서 정말 많은 연구자, 환자, 관련분야 종사자들을 만나고 대화할 수 있었다. 덕분에 난치병 정복을 위해 줄기세포 연구를 어떻게 해야 할 것이며, 환자의 입장에서 해야 할 일과 우리나라를 위해 해야 할 일을 깨달을 수 있었다. 구체적인 실행계획도 마련할 수 있어서 감사해. 무엇보다 이곳에 와서 많은 시간을 기도할 수 있고 하나님 말씀을 볼 수 있으며, 줄기세포를 통한 이웃사랑의 실천을 구체적으로 구현할 수 있도록 충분히 여유를 가질 수 있어서 얼마나 감사한지 모른단다.

우리 기원이가 훌륭한 법조인이 되어 '경천애인'을 실천하며 살아가기를 아빠는 기도하고 있어. 이곳에 와보니 억울한 사람들이 너무 많아. 보석제도가 있어도 보수적으로 운영하니까 보석이 잘 안되는 경우가 많고, 구속을 시켜놓고 재판을 받게 되니 피의자 입장에서는 재판 준비를 제대로 할 수 없는 경우도 많거든. 또한 검사 입장에서는 압수한 자료를 가지고 피의자에게 죄를 인정하도록 심문을 하니 아빠처럼 정신없이 활동하던 사람은 참 어렵구나. 한 달 전 일도 잘 기억나지 않는데, 몇 년 전 일을 추궁당하니 감당하기 어려울 때도 많다. 더구나 아빠가 잘 모르는 회계·세무·금융·자금 부분은 제대로 증거자료를 제출하기도 어려워서 정말 큰 죄인이 될 수 있음을 알게 되었어. 네 목표가 판사라고 했지? 꼭 '경천애인'을 실천하는 판사가 되기를 기도한다.

마태복음 22장 37~39절을 함께 읽고 묵상하면 좋겠구나.

'예수께서 이르시되 네 마음을 다하고 목숨을 다하고 뜻을 다하여 주 너의 하나님을 사랑하라 하셨으니 이것이 크고 첫째 되는 계명이요 둘째도 그와 같으니 네 이웃을 네 자신과 같이 사랑하라 하셨으니.'

아빠에게 기쁨과 미소를 항상 선사하는 우리 큰딸, 사랑한다.

2.

치매 · 기억의 미래를 함께 열어갈 사랑하는 막내딸 기혜에게

사랑하는 막내딸, 잘 지내고 있지? 아빠를 많이 닮은 네가 엄마를 위로해주고 함께 시간을 많이 보내줘서 얼마나 고마운지 모른다. 외고를 다닌 네가 문과가 아닌 이과, 그것도 생명과학 분야로 전공을 선택한 것이 아빠가 빠져든 줄기세포에 대한 관심 때문이었음을 알기에 지금의 상황이 네게 조금이라도 실망을 주지 않기를 기도한단다.

요즘 너를 만날 때마다 감사한 것은 네가 줄기세포 연구에 대한 관심과 의욕이 전보다 더 높아져서 전공 공부에도 신경 쓰고 아빠가 중점을 두고 있는 성체줄기세포 분야에 대해 적극적으로 참여하려고 한다는 점이야. 앞으로 줄기세포 실용화 시대가 열리면 줄기세포 능력을 높이는 기술, 줄기세포를 이동시키는 기술, 줄기세포를 저렴하게 배양하는 기술, 그리고 적은 수의 줄기세포로도 질병치료를 할 수 있도록 투여하는 방법, 또한 줄기세포가 체내에 들어가서 재생작용을 극대화되도록 하는 방법, 나아가 체내에 존재하는 줄기세포를 늘려주거나 젊게 되돌리는 방법 등 연구할 분야가 너무 많아요. 이곳에서 심도 있게 논문 읽고 구상하고 있으니 아빠와 함께 줄기세포로 '경천애인敬天愛人' 하는 길을 걸어가자.

하나님이 이미 준비해두신, 치매를 예방하거나 치료할 수 있는 줄기세포 의료기술을 찾아내어 한국의 치매 환자들을 돕는 일은 물론 미국·일본·중국·유럽 등 전 세계의 치매 환자들이 우리나라에 와서 기억력을 되찾아서 한국을 제2의 조국으로 기억하도록 만들자. 그날이 그리 멀지 않았다고 아빠는 느끼고 있단다.

우리나라가 환자 본인의 성체줄기세포를 배양하여 다시 체내로 투여하는 것을 '재생의료기술'로 규정하고, 줄기세포의 배양 및 보관 과정을 엄격히 관리하면서 의료 인력과 시설을 갖춘 특정 병원에서는 시행할 수 있도록 허용해주면 될 것이다. 또한 특정 질병을 예방·치료하는 의약품으로 허가를 하는 경우도 사람에 대한 임상실험을 통해 안전성이 검증되면 환자에게는 우선 적용할 수 있도록 임시 허가해주고, 더 많은 시판 후 임상시험을 통해 세부적인 확인을 거쳐 완전 허가를 내주면 좋겠구나. 왜냐하면 현재 줄기세포로 개선될 가능성이 높은 버거씨병, 퇴행성관절염, 뇌성마비, 치매, 파킨슨병, 다발성경화증, 류마티스, 베제트병, 루프스 등등 1000종류

이상의 난치병·불치병으로 고통 받는 환자가 한국에만 수백만 명에 이르기 때문이야.

우리가 열심히 노력해도 지금의 허가 제도로는 10년 안에 한두 가지 질병에 대한 허가를 받는 정도밖에 안 된다. 그러니 국가가 나서서 함께 노력하면 난치병 환자들의 고통도 덜어줄 수 있고 우리나라가 세계 1등 의료선진국이 되지 않을까 생각한다.

우리 딸을 격려하고, 관심이 더욱 높아지도록 자가 지방줄기세포를 배양하여 투여받은 치매환자 두 분의 사례를 들려줄 테니 들어보렴. 지금은 정맥 내로 투여하지만 앞으로 뇌실 내 투여를 함께 하게 되면 효과도 빨리질 것이라는 사실을 알아두기 바란다.

첫 번째 사례는 본인의 희망에 따라 가명으로 했다.

올 가을 단풍은 유난히도 예쁘다.

여고 교장으로서 나의 퇴직은 요즘의 계절처럼 아름다웠고, 한국의 홍보대사로, 장학관으로, 또한 교회의 장로로서 다양한 사회활동을 하며 품위 있는 인생을 살고 있었다. 자상한 남편과 잘 자라준 아이들 덕분에 주위의 부러움을 한몸에 받으며 사실 조금은 자만심을 가지고 살아온 인생이기도 하다.

어느 날부터인가 조금씩 건망증이라고 하기엔 심한 깜박거림 증세가 나타났다. 손주 이름이 생각이 안 난다든지, 모임 날짜와 시간을 잊어버린다든지, 심지어는 예배시간까지도 잊어버리는 일이 있었다. 설마 하면서 정밀 건강진단을 받았는데 알츠하이머라는 진단이 나왔다. 내가 알츠하이머? 미국의 전 대통령 레이건이 걸렸었다던? 그래서 차차 아내도 알아보지 못했다던 레이건 대통령이 아내에게 보낸 편지가 책으로 나와 그 책을 읽으며 많이 울었던 생각이 났다. 주변에서 그렇게 많이 듣고도 내 일이 될지 상상할 수 없었고 상상할 필요도 없었던 그 치매라는 질환이 내 진단명으로 나오다니. 그날 이후 나는 집에서 칩거하며 외부와의 접촉을 피했다. 초라한 내 모습을 누구에게도 보이고 싶지 않았다.

나는 주저 없이 지방을 채취했다. 물론 자식과 남편 그 누구도 모르게 진행한 일이다.

3회의 줄기세포 체험 후 진단 받기 전의 뇌 기능이 돌아왔다. 기적같은 일이다.

내가 알츠하이머 진단을 받았던 것을 주변에서는 아무도 몰랐기에 내가 줄기세포 체험 후 좋아졌다는 것 역시 내 주변에서는 모른다. 단지, '오랜만이에요, 젊어지셨어요, 더 건강해지신 것 같아요' 하는 얘기를 자주 듣게 된다. 그들은 모르겠지. 나는 지금 그들이 밖에서 보는 외모보다 정신이 훨씬 젊어져 있다는 것을.

오늘도 장학관으로서 아침에 집을 나서며 아찔한 순간들을 떠올려본다. 과연 줄기세포 체험이 없었더라면 이렇게 아름다운 가을의 단풍을 보며

나는 무엇이라 했을까. 혹시 '얘들아! 하늘에서 눈이 이렇게 오니?' 하지는 않았을까?

치매는 나 자신을 잃는 불행보다 그것을 지켜보는 가족의 고통을 생각하면 절대 예방해야 할 질환임에 틀림없다. 아무도 모르게 진단을 받고 아무도 모르게 제 자리로 돌아왔다.

하지만 나는 지금 다시 증세가 나타난다 해도 걱정하지 않는다.

나에겐 내 줄기세포가 있다는 것을 알고 있으니까…….

글쓴이 / 김미숙(가명)

위 글을 쓰신 분의 사례를 읽으니까 열정이 샘솟지 않니?

아빠는 이런 사례를 눈으로 많이 보았기 때문에 확신을 가지게 되었거든. 사람들은 눈으로 보지 않으면 믿지를 않아요.

요한복음 20장에 보면 예수님께서 십자가에 못 박혀 죽으셨다가 사흘 만에 부활하셔서 제자들에게 나타나셨지. 그런데 도마라는 제자가 그때 함께 있지 않아서 뵙지를 못했는데 자기는 직접 보지 않고는 믿지 못하겠다고 했어요. 그런데 8일 후에 예수님께서 오셔서 도마에게 옆구리에 손을 직접 넣어보라고 하시고 부활하신 것을 확인해주시면서 이렇게 말씀하셨다.

'너는 나를 본 고로 믿느냐 보지 못하고 믿는 자들은 복 되도다.'

다음 사례도 한번 읽어보렴. 더욱 힘써서 연구 개발해야 된다는 각오를 다지게 되는 사례야. 아빠와 함께 하자꾸나.

2013년 가을도 깊어가며 어느덧 저물어가는 나의 인생에 또 한해가 막바지에 이르니 조금은 초조해지기도 하는 마음이다.

곱게 물든 단풍을 보니 내 아내가 떠오른다. 내 아내도 참 고운 사람이었다. 지금은 그저 해바라기처럼 나만 바라본다. 그 눈동자에 애틋한 책임감이 솟아오른다.

두 아이를 공부시키고 항상 바쁜 일상 속에 말없이 내조하려 늘 웃음을 잃지 않았던 아내가 있었기에 지금의 기업을 이룰 수 있었고 아이들도 사회에 뒤지지 않게 키워낸 것 같다. 그런 아내에게 내가 해줄 수 있었던 유일한 것은 가끔씩 함께 여행을 다니는 것이었다.

그렇게 세월이 흘러 우린 어느 순간 나이가 일흔을 넘겼고, 어느 날 아내의 기억력이 조금씩 감퇴되어 간다는 것을 피부로 느끼게 되었다. 처음에는 이판도 쳐보고, 말로 자극하기도 했다.

그러나 가끔씩 상식 이하의 행동을 하는 아내가 심각하여 병원에서 상담을 해보니 아직은 그렇게 심각한 현상은 아니나 치료하지 않으면 치매로 점점 발전할 것이라고 했다. 병원 치료를 계속 받아도 치매는 계속 진행되는 것은 누구나 알고 있다.

나는 점점 초조해지기 시작했다. 밤잠을 설치던 어느 날 지인으로부터

줄기세포를 소개받게 되었다. 2010년 8월부터 현재 2013년 10월까지 20회 4구억 셀을 맞았다. 3개월마다 받는 병원 검사결과에서는 더 좋아지지도 않았고 더 나빠지지도 않았다고 했다.

줄기세포 덕분에 더 나빠지지 않았다는 것에 감사한다. 요즘은 아내가 집에 혼자 있어도 걱정이 덜 된다.

가끔씩 집에 손님이 찾아오면 그 손님을 기억하고 있음에 안도의 숨도 살며시 쉬곤 한다. 곧 추운 겨울이 올 텐데, 올 겨울은 많이 춥다고 하던데, 모두들 따뜻한 겨울을 맞이하기를 바란다.

글쓴이 / 임정재의 남편 조흥

사랑하는 막내딸 기혜야, 아빠는 '경천애인'으로 줄기세포 연구개발을 하는 과정에서 남들에게 인정받지 못하더라도 감사하며 최선을 다하려고 해. 아빠가 인정을 못 받아도 분명 네가 열심히 그 길을 가면 우리 사랑하는 막내딸은 하나님께서 칭찬하시고 사람들로부터도 인정받는 사람이 될 것을 확신한단다. 요즈음 성경도 읽고 기도도 많이 하지? 신약성경 요한복음 4장 37절을 보렴.

'그런즉 한 사람이 심고 다른 사람이 거둔다 하는 말이 옳도다. 내가 너희로 노력지 아니한 것을 거두러 보내었노니 다른 사람들은 노력하였고 너희는 그들의 노력한 것에 참여하였느니라.'

너도 아빠가 보낸 편지를 읽었겠지만, 지금의 조그마한 성과도 전 세계 세포생물학자들의 수많은 연구 결과가 모아져서 이루어진 것임을 기억하기 바란다. 아빠가 2008년 배양된 줄기세포를 정맥 내로 투여받겠다고 결심한 것도 이미 다른 선행 논문도 있었고 동물실험 결과도 있었기 때문에 가능했거든. 물론 당시에 어떤 연구자나 의사들도 본인 스스로는 자기 줄기세포를 투여받으려고 하지 않았지만……. 아빠는 남보다 먼저 스스로 도전한 덕분에 많은 축복을 받았고 너무 감사해. 치매에 대한 줄기세포 체험 사례에서 보듯이 줄기세포에 대한 추가적인 기전연구, 임상연구, 줄기세포 특성 연구 및 공정 연구를 제대로 한다면 3년 내에 우리나라를 치매 치료의 성지로 만들 수 있다고 생각해. 아빠는 그 목표를 위해 백의종군하려고 해.

아빠가 마음에 새긴 성경구절이니 읽어 보렴.

'광야의 길을 걷게 하신 것을 기억하라. 이는 너를 낮추시며 너를 시험하사 네 마음이 어떠한지 그 명령을 지키는지 지키지 않는지 알려하심이라(신명기 8장 3절).'

겸손해야 한다. 하나님은 하나님께 순종하는 사람을 축복하시고 지혜를 주심을 명심하자. 지난번에 당부했듯이 하루 30분~1시간은 걷기나 뛰기를 꼭 하고, 사과 2개, 귤 3개 먹고, 집 밥 먹고, 육식 최소화하며 밖에서 간접흡연되지 않도록 조심하거라. 중국어 공부 열심히 하는 것도 보기 좋다. 쉬지 말고 기도하고 웃으며 지내기를 바란다. 귀엽고 사랑스러운 막내딸, 파이팅!

3.

팔복이의 아내 당신에게

여보, 저 참 바보처럼 살았지요? 진짜 귀한 보물을 몰라보고 이리 뛰고 저리 뛰고 살았습니다. 하지만 지금은 그것도 감사합니다. 작은 성공 뒤에 큰 실패를 경험하면서 회개하고 구원받았으니 얼마나 감사한지 모릅니다. 치매에 대한 자료를 읽고 편지를 쓰면서 감사했습니다. 이 편지를 읽고 당신이 먼저 실천해서 치매에 걸리지 않을 수 있으니 감사하고, 어느 한 사람이라도 더 늦기 전에 변화된 삶을 통해 치매의 고통에서 벗어나며 잊었던 하나님을 기억하고 간절히 기도하는 사람이 되어 이 세상에서 치매 감옥을 탈출하고 영생을 얻게 됨에 감사합니다.

또한 '덤으로 사는 인생'을 깊고 뜨겁게 당신을 사랑하며 예수님 말씀대로 행하는 자가 되기를 다짐할 수 있어 감사합니다. 팔복이가 되겠습니다. 심령이 가난한 자, 애통하는 자, 온유한 자, 의에 주리고 목마른 자, 긍휼히 여기는 자, 마음이 청결한 자, 화평하게 하는 자, 의를 위하여 박해를 받는 자가 되겠습니다.

참으로 바보처럼 산 남편을 사랑으로 도와주어 감사합니다. 성화聖化되어 나가리다.

오늘은 반달이 환하게 웃고 있습니다. 당신의 환한 웃음을 오늘 꿈속에서 볼 수 있을 겁니다.

당신에게 환한 웃음을 안겨주는 팔복이가 되겠습니다.

팔복이가 보냅니다